AF362811

Protocolos de cardio-RM y cardio-TC de la Unidad de Imagen Cardiaca Sant Pau

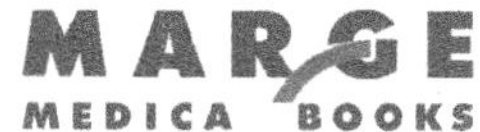

MARGE MEDICA BOOKS

Índice

Autores

Dr. Antonio Barros
Dr. Francesc Carreras
Dr. Alberto Hidalgo
Dr. Rubén Leta
Dr. Guillem Pons Lladó
Dra. Sandra Pujadas

Unidad de Imagen Cardiaca
Servicio de Cardiología / Servicio de Diagnóstico por la Imagen
Hospital de Sant Pau
Universitat Autònoma de Barcelona
Barcelona

Prólogo

Las técnicas de cardio-resonancia magnética (cardio-RM) y de cardio-tomografía computarizada (cardio-TC) se han introducido de forma plena en el campo diagnóstico de la cardiología, pero su aplicación en la práctica no está generalizada. Ello supone que los grupos con una experiencia amplia en nuestro medio no son numerosos, y los cardiólogos o radiólogos que desean iniciarse en ellas no encuentran fácilmente referencias formativas.

Conscientes de esa necesidad, nuestro grupo apuesta desde hace tiempo por una actividad docente que organizamos en forma de visitas de MIR de ambas especialidades, cursos de entrenamiento intensivo para especialistas cardiólogos o radiólogos, y un Máster en Técnicas Avanzadas de Diagnóstico por la Imagen en Cardiología, de un curso académico de duración, titulado por la Universitat Autònoma de Barcelona. La demanda continuada de esta variada oferta nos reafirma en la convicción de que hay un interés creciente por la cardio-RM y la cardio-TC, y por una adecuada formación en ellas.

La Unidad de Imagen Cardiaca Sant Pau (UICSP) es un área del Servicio de Cardiología del Hospital de Sant Pau, de Barcelona, que integra facultativos del propio servicio con otros del Servicio de Diagnóstico por la Imagen del hospital, donde se ubican los equipos con que lleva a cabo su actividad la unidad. La UICSP tiene a su cargo la práctica de los estudios de ecocardiografía del hospital desde su inicio, en 1980, así como los de cardio-RM, en este caso a partir de 1990, y los de cardio-TC, técnica en la cual el grupo se inició en 2003 merced a un acuerdo con un centro privado dotado de alta tecnología, la Clínica Creu

Blanca, de Barcelona, y que actualmente se practica asimismo en el propio hospital. Estos factores históricos han permitido que las actividades de cardio-RM y cardio-TC hoy se hallen implementadas por completo en nuestro medio y se practiquen a diario, con total disponibilidad y con una plena integración en la atención clínica habitual de los servicios del hospital implicados en el cuidado de pacientes cardiacos.

Con esta perspectiva, y con una producción que ha rebasado, en el momento actual, los 10.000 estudios de cardio-RM y los 9.000 de cardio-TC, hemos creído oportuno transmitir nuestra experiencia por medio de la presente publicación. La obra se concibió en un principio como texto de soporte práctico a nuestra actividad docente, y por tanto su contenido resultará eminentemente útil al cardiólogo o al radiólogo implicados en estas técnicas, en particular si se inicia en su práctica de forma regular. De hecho, se presentan aquí de manera ordenada los temas que son objeto de comentario con los cardiólogos y radiólogos en formación en nuestra unidad durante la realización y la interpretación de exploraciones de cardio-RM o de cardio-TC, y que para quien se inicia se concretan básicamente en los protocolos de aplicación en las diferentes enfermedades en estudio. Transmitimos, pues, al lector nuestra experiencia de forma directa, con recomendaciones concisas de referencias bibliográficas a donde acudir para profundizar en los aspectos que se comentan. Las ilustraciones que acompañan al texto ayudan en la obtención de las imágenes y en su interpretación.

Queremos agradecer, en primer lugar, a nuestros propios alumnos su estímulo para la preparación de este libro, al cual todos han contribuido de forma directa o indirecta, y deseamos mencionar en especial al Dr. Martín Descalzo y al Dr. Chi-Hion Li, cardiólogos de la primera promoción de nuestro máster, que han contribuido, con su trabajo personal, sus comentarios y con frecuencia sus preguntas en la práctica diaria, al enfoque del texto. Los protocolos que aquí se presentan corresponden a los equipos con que trabaja nuestra unidad en el Hospital de Sant Pau, ambos de la firma Philips, concretamente un Achieva XR 1.5 Tesla para RM y un Brilliance iCT 256 para TC. Deseamos reconocer aquí el apoyo de la compañía para la edición del libro, concretamente la colaboración del Sr. Javier Sánchez, *MR Clinical Scientist* de Philips Ibérica, por su labor de revisión de los aspectos técnicos. La utilidad del texto no queda restringida por ello a los usuarios de los equipos de esta firma, ya que las secuencias de cardio-RM y las estrategias de cardio-TC que se describen son de aplicación en otros sistemas equivalentes.

Para finalizar, creemos que merece un comentario un aspecto que de manera recurrente surge en relación con la práctica de estas técnicas, y es el de las competencias relativas de cardiólogos y radiólogos. No cabe duda de que la práctica de la cardio-RM y de la cardio-TC se beneficia de una colaboración estructurada de ambas especialidades. Tal es la perspectiva en nuestro centro, y así lo han entendido ambos servicios, cuyos directores, el Dr. Joan Cinca, de Cardiología, y el Dr. Antoni Capdevila, de Diagnóstico por la Imagen, han dado muestra de su visión integradora al respecto, que cabe aquí reconocer.

Sólo nos queda desear el mayor provecho al lector que consulte esta obra, y esperar que contribuya a su formación en el campo apasionante de estas técnicas.

GUILLEM PONS LLADÓ
Director
Unidad de Imagen Cardiaca
Servicio de Cardiología
Hospital de Sant Pau
Universitat Autònoma de Barcelona

Capítulo 1

Secuencias de resonancia magnética para aplicaciones cardiovasculares y planificación de estudios

1 Concepto de secuencia de pulsos

La correcta planificación de los estudios de cardio-resonancia magnética (CRM) requiere un conocimiento básico de los diferentes tipos de secuencias de pulsos con aplicación en cardiología, así como de la anatomía del corazón, para obtener imágenes con el adecuado contraste y la precisa orientación para su análisis.

Las secuencias de adquisición de imágenes de RM son programas informáticos *(software)* que organizan en un cronograma la aplicación de pulsos de radiofrecuencia y de gradientes de campo magnético, para modular las características de la señal recibida y con ello la apariencia de la imagen resultante. Las diferentes secuencias controlan de forma precisa los elementos básicos del funcionamiento de los sistemas de RM *(hardware),* como son la emisión de los pulsos de radiofrecuencia que van a interaccionar con los núcleos atómicos, produciendo el fenómeno de resonancia magnética, y la generación de gradientes lineales de campo magnético, que permitirán obtener una codificación espacial de la señal recibida.

Como resultado de la aplicación de las secuencias de RM es posible modular la intensidad de la señal recibida, de manera que puedan potenciarse determinadas propiedades magnéticas de los tejidos, como son el tiempo de recuperación de la magnetización (T1) o el de degradación de la señal tras una excitación (T2), lo cual confiere a la RM su potencial de análisis de las características tisulares. Adicionalmente, el uso de contraste paramagnético constituye un recurso más de la técnica por el cual puede valorarse la vascularización de los tejidos o el estado de la perfusión, derivados de los cambios en las propiedades magnéticas de los tejidos debidas a la distribución del agente de contraste en la microvasculatura tisular.

2   Bases de la adquisición de secuencias en CRM

De forma genérica, las imágenes de CRM se adquieren en cortes o secciones en dos dimensiones (2D) de un grosor de 5 a 10 mm y con una resolución en el plano de entre 1 y 2 mm. La adquisición se sincroniza con el ciclo cardiaco, mediante señal de electrocardiograma (ECG) o señal del pulso periférico, de modo que es posible segmentar el ciclo cardiaco en diferentes instantes temporales. Para tener una adecuada representación temporal del movimiento del corazón a lo largo de un ciclo cardiaco es necesario segmentar el ciclo en ventanas temporales del orden de 20 ms (30 fases por ciclo cardiaco). En este tiempo, la RM no puede adquirir toda la información para generar una imagen con una buena resolución temporal. Para solucionar este inconveniente, y aprovechando que el movimiento del corazón es cíclico, la adquisición de toda la información de la imagen se distribuye en diferentes latidos, generando una imagen con la adecuada resolución espacial y temporal. Todo este proceso suele realizarse mientras el paciente se mantiene en apnea, ya que los movimientos respiratorios introducirían un artefacto posicional del corazón. Una opción alternativa a la apnea es utilizar secuencias con el denominado eco navegador, por el cual el sistema monitoriza el ciclo respiratorio a partir del desplazamiento del diafragma, y la secuencia se adquiere en concreto únicamente en fases con una misma posición del diafragma.

3   Tipos de secuencias de aplicación en CRM

Una exposición detallada de las bases físicas de la RM y de la estructura de las secuencias está fuera del objetivo de esta obra, pero puede hallarse en la bibliografía recomendada. Sí tiene interés, no obstante, conocer el tipo de información que aporta cada secuencia y cuáles de entre ellas tienen aplicaciones en los estudios cardiovasculares. La profusión de secuencias disponibles y su continua evolución han generado cierta confusión, potenciada por los distintos fabricantes de sistemas de RM que a implementaciones equivalentes de las secuencias las denominan con diferente nomenclatura. A continuación relacionamos aquellas secuencias, con sus principales estrategias de modificación, de aplicación para estudios cardiacos en equipos de RM Philips. Es de señalar asimismo que, dentro de la gama de equipos de RM de un mismo fabricante, existen diferentes niveles de dotación, siendo lógicamente preferibles para las aplicaciones cardiacas aquellos de mejor rendimiento. El equipo en funcionamiento en el momento actual en nuestra Unidad es un Philips Achieva XR 1.5 Tesla (release 2.6), con una fuerza máxima de 80 mT/m y una velocidad máxima de hasta 200 mT/m/s.

- *Black Blood - Turbo Spin-Echo (BB-TSE):* denominada genéricamente de «sangre negra» *(black blood),* pues antes de adquirir la información anatómica se suprime la señal de la sangre en movimiento. Puede potenciarse en T1 o en T2; se adquiere una para una única posición temporal dentro del ciclo cardiaco, y su excelente resolución y contraste la hacen útil para la definición de las estructuras anatómicas. Cada corte suele adquirirse durante una apnea del paciente (véase la figura 1.1 A).

- *Single Shot TSE:* proporciona una imagen por adquisición y por ciclo cardiaco, lo que permite obtener múltiples cortes en una apnea, si bien con una limitada resolución espacial.

- *Short T1 Inversion Recovery (STIR):* secuencia TSE modificada para suprimir la señal del tejido adiposo, y sensible, además, a la presencia de componente acuoso (edema) (véase la figura 1.1 B).

- *Gradient-Echo / Fast Field Echo (FFE):* secuencia básica de las denominadas genéricamente de «sangre blanca» *(bright blood)* por la mayor intensidad de la señal de la sangre en movimiento comparada con la señal del miocardio. Estas secuencias permiten adquirir una serie de imágenes consecutivas dentro del intervalo de un ciclo cardiaco, por lo que se utilizan para estudios de la función cardiaca.

- *Steady State Free Precession (SSFP) - (Balanced FFE o Balanced TFE):* es una modificación de las secuencias FFE/TFE que proporciona mejor relación señal/ruido que la anterior, por lo que actualmente es la de aplicación para los estudios funcionales (véase la figura 1.1 C).

- *Echo Planar Imaging (EPI):* modo de lectura de la información de la imagen que puede aplicarse tanto a secuencias Spin-Echo como Gradient-Echo, y que permite acortar el tiempo de adquisición a expensas de una menor resolución o de una mayor sensibilidad a artefactos de susceptibilidad.

- *Turbo Field Echo (TFE):* secuencia similar a las secuencias FFE, pero la generación de distintos ecos de la imagen se agrupa en segmentos o tren de ecos, y donde antes de cada uno de estos segmentos pueden aplicarse distintos prepulsos.

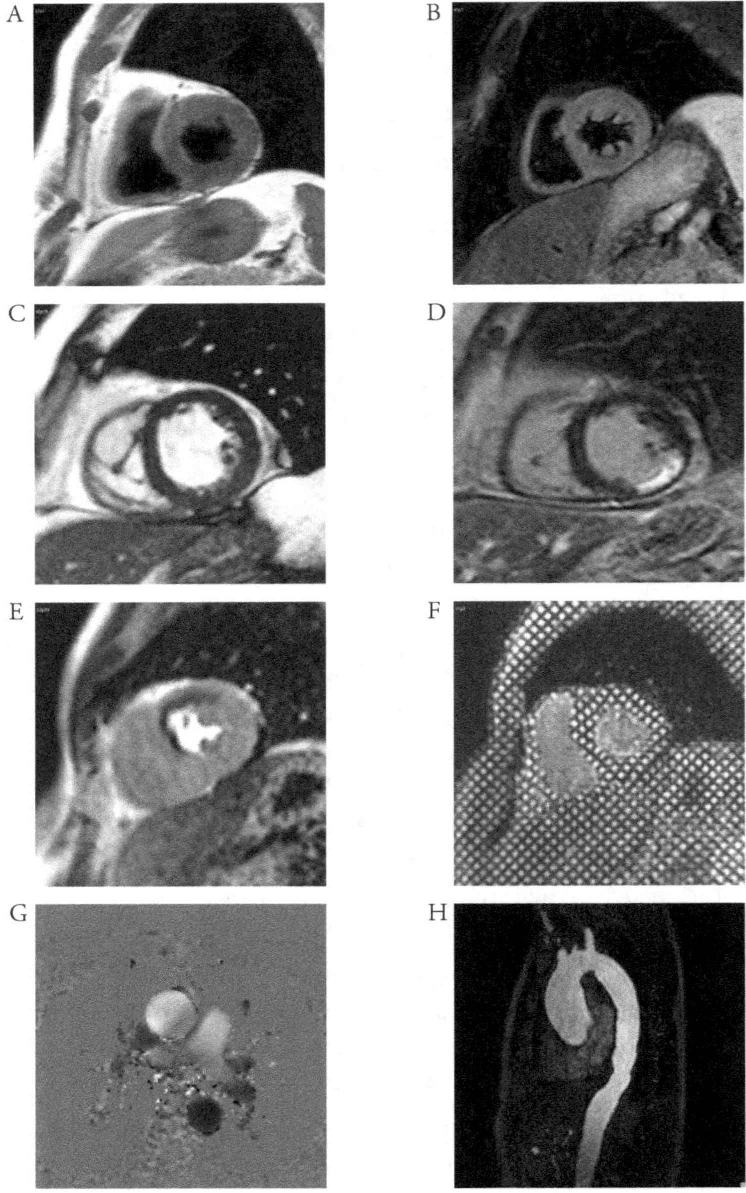

Figura 1.1

- *Inversion Recovery Turbo Field Echo (IR-TFE):* es una modificación de la secuencia TFE donde antes de cada tren de ecos se aplica un prepulso de inversión para obtener una mayor potenciación de la imagen en efectos T1. En estudios de realce tardío se selecciona un tiempo después del pulso de inversión que permite anular la señal procedente de determinados tejidos, como el miocardio ventricular sano, para poder tener una mejor delimitación de las zonas en que pueda haber retenido contraste administrado previamente por vía intravenosa (véase la figura 1.1 D).

- *Saturation Recovery Turbo Field Echo (TFE):* es una modificación de la secuencia TFE donde antes de cada tren de ecos se aplica un prepulso de saturación para obtener una mayor potenciación de la imagen en efectos T1. A diferencia de las secuencias IR, la señal de la imagen es independiente de la frecuencia con que se aplica el prepulso de saturación, haciendo que la señal de la imagen sea siempre equivalente después de cada pulso de saturación. Este hecho, combinado con la velocidad de adquisición de las secuencias TFE, permite obtener múltiples cortes en un solo ciclo cardiaco con una adecuada resolución para detectar el incremento de señal producido por la llegada de contraste, y por ello es de utilidad en los estudios de perfusión miocárdica de primer paso (véase la figura 1.1 E).

- *Tagging:* secuencia Turbo Field Echo o Eco Planar modificada, en la cual antes de la lectura de un tren de ecos se aplica una modulación espacial de la intensidad de la señal que se mantiene durante la adquisición por un espacio de tiempo, ya que la señal se degrada a lo largo del ciclo cardiaco, pero que actúa de marcador, permitiendo visualizar la deformación miocárdica durante la contracción y la relajación ventriculares (véase la figura 1.1 F).

- *Phase Contrast (PCA):* secuencia Gradient Echo o Turbo Gradient Echo modificada con capacidad de codificación de velocidades de flujo, debido a que los protones en movimiento en la dirección en que se aplica un gradiente de campo magnético adquieren una variación de fase cuyo valor es proporcional a la velocidad. La secuencia proporciona curvas de velocidad instantánea en estructuras con flujo sanguíneo circulante (véase la figura 1.1 G).

- *Whole Heart Coronary MRA:* secuencia Turbo SSFP, con potenciación en T2, saturación grasa y adquirida con navegador respiratorio, que permite obtener cortes múltiples de alta resolución en una misma fase del ciclo cardiaco con posibilidad de reconstrucción tridimensional (3D), utilizada para evaluar las arterias coronarias sin administrar contraste.

- *Contrast Enhanced MR Angiography:* secuencia Gradient Echo de cortes múltiples rápidos, sin sincronización cardiaca, obtenidos durante el primer paso de una inyección de contraste paramagnético, con posibilidad de reconstrucción 3D, usada para el estudio angiográfico vascular (véase la figura 1.1 H).

- *Parallel Imaging Technique / Sensitiviy Encoding (SENSE):* no son propiamente secuencias de adquisición sino técnicas de modificación que pueden combinarse con cualquiera de ellas. Básicamente, estas técnicas de reconstrucción de imágenes de RM usan la variación espacial de la sensibilidad de las antenas de recepción de la señal como información de codificación espacial, permitiendo reducir el número de codificaciones de fase necesarias y, por tanto, reducir también el tiempo de adquisición.

4   Planificación y analisis de estudios de CRM

La base de la planificación de cualquier estudio de CRM es la obtención de cortes con una adecuada orientación con respecto a los ejes del corazón. Dado que éste tiene una disposición en el tórax que no se ajusta a ninguno de los tres planos anatómicos naturales (axial, coronal o sagital), será preciso empezar por obtener múltiples cortes del tórax en estos planos para visualizar la posición del corazón y poder planificar el estudio. Esta serie de cortes se denomina *localizadora* y se compone de planos obtenidos con una secuencia de resolución relativamente baja, y por tanto de adquisición rápida, que se realiza en apnea (véase la figura 1.2).

4.1   Estudio de la función cardiaca

4.1.1   Obtención de imágenes de la función

1. El estudio se inicia seleccionando una imagen axial donde se identifique la situación de la punta y de la base del ventrículo izquierdo (véase la figura 1.2, imagen en recuadro en la fila inferior), sobre la cual programaremos el primer corte verdaderamente orientado en un plano natural del corazón. Lo habitual es utilizar una secuencia Turbo *SSFP (Balanced TFE),* programando un corte único de 8 mm de grosor en un plano que

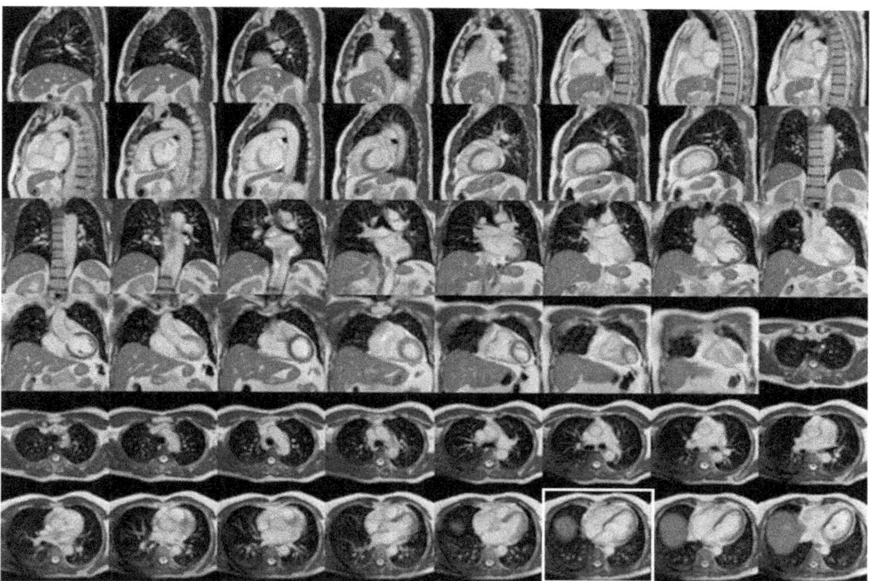

Figura 1.2

atraviese la región de la punta cardiaca y el punto medio del plano del anillo mitral (véase la figura 1.3, izquierda), con lo que se obtiene un plano denominado *vertical longitudinal* o, de forma más expresiva, de *dos* cámaras (aurícula y ventrículo izquierdo) (véase la figura 1.3, derecha). Esta secuencia puede programarse con la aplicación de un sistema de adquisición paralela *(SENSE)*, que acorta sensiblemente el tiempo de apnea,

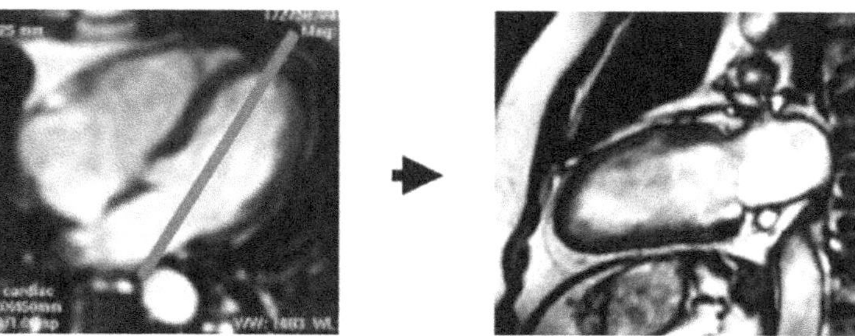

Figura 1.3

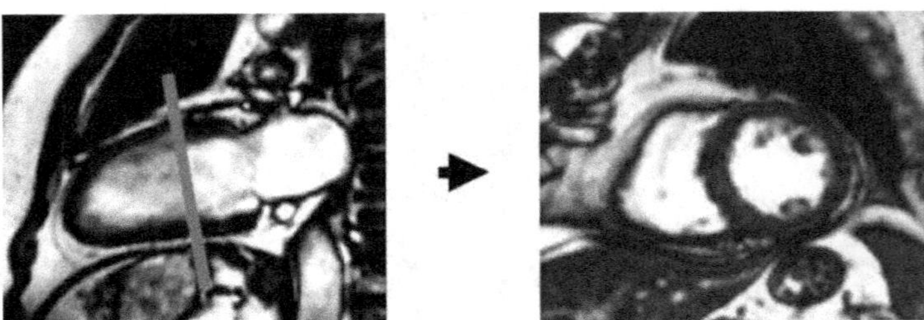

Figura 1.4

y suelen obtenerse entre 20 y 30 fases del ciclo cardiaco, dependiendo de la frecuencia cardiaca, que permiten recomponer una secuencia de cine en la cual es posible analizar, en este caso, la dinámica de las regiones anterior e inferior del ventrículo izquierdo.

2. El siguiente paso consiste en repetir la misma secuencia sobre el corte de dos cámaras previo con una orientación perpendicular a éste, a nivel del ecuador aproximado del ventrículo izquierdo (véase la figura 1.4).

3. El previo es en realidad un paso intermedio, ya que sólo nos proporciona uno de los planos necesarios para la obtención del siguiente corte, el cual, a diferencia de los dos anteriores, que requerían de una sola angulación, se planifica con una doble orientación (véase la figura 1.5): por un lado, sobre el plano de dos cámaras, alineándolo entre la región de la punta cardiaca y el punto medio del plano del anillo mitral (véase la figura 1.5, imagen superior izquierda), y por otro sobre el plano perpendicular a éste, atravesando los diámetros máximos del ventrículo izquierdo y del derecho (véase la figura 1.5, imagen inferior izquierda), con lo que finalmente se obtiene un corte denominado *horizontal longitudinal* o de *cuatro* cámaras (aurículas y ventrículos) (véase la figura 1.5, imagen derecha).

4. Este paso es opcional, para el caso de que se desee obtener un plano de dos cámaras corregido, con una doble angulación, utilizando los cortes previos (véase la figura 1.6): el plano se angula sobre el de cuatro cámaras, de nuevo entre la punta y el punto medio de la base del ventrículo izquierdo (véase la figura 1.6, imagen superior izquierda), y sobre el plano perpendicular, en el máximo diámetro del ventrículo entre sus caras anterior e inferior (véase la figura 1.6, imagen inferior izquierda). El plano

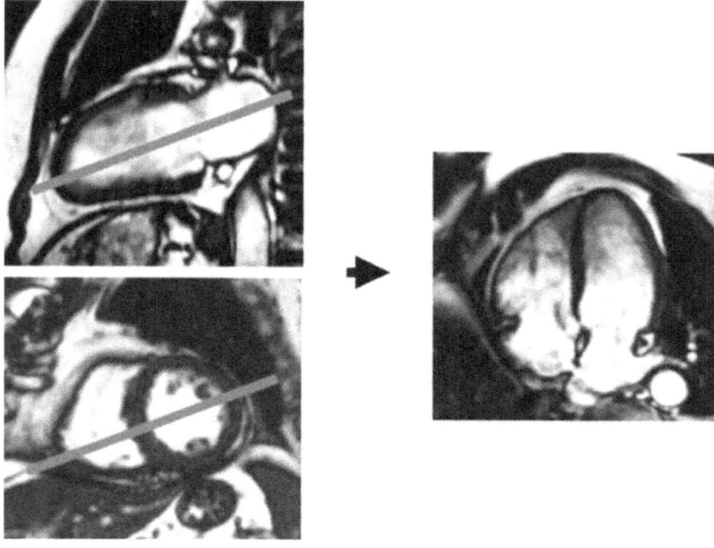

Figura 1.5

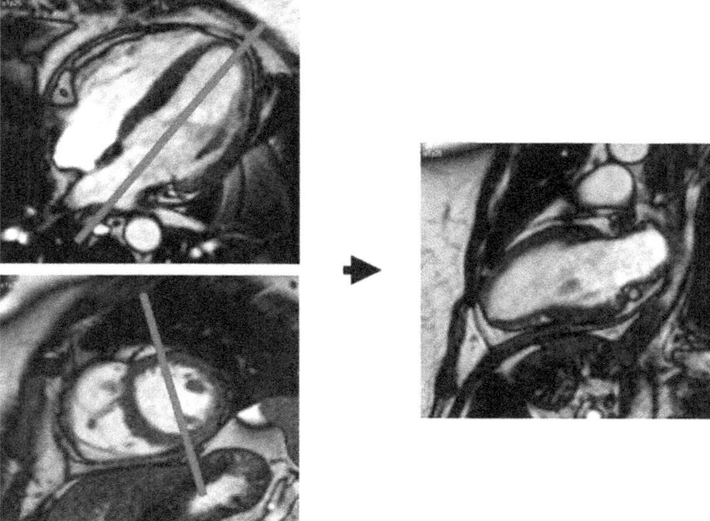

Figura 1.6

de dos cámaras así obtenido es similar al del inicio del estudio a partir de un solo localizador axial, pero en este caso totalmente centrado.

5. Sobre la base de los planos longitudinales previos se planifica, siempre con la misma secuencia *Turbo SSFP,* una serie de cortes paralelos en planos de *eje corto* ventricular, cubriendo toda la extensión de ambos ventrículos, desde la base hasta la punta (véase la figura 1.7). El grosor de los cortes es de nuevo de 8 mm, puede dejarse un espacio de 2 mm entre cortes, y su número total dependerá del tamaño de los ventrículos, pero habitualmente son 10. Interesa que los cortes sean paralelos a los anillos mitral y tricuspídeo, para evitar confusiones entre las cavidades auricular y ventricular.

4.1.2   *Aspectos prácticos de la obtención de imágenes de función*

La utilización del método de aceleración *SENSE* permite una adquisición rápida de los planos de eje corto, por lo que es posible obtener varios de ellos (dos o tres) en una sola apnea de duración razonable.

La obtención de las secuencias de cine descritas se lleva a cabo con una adquisición sincronizada con el ECG (o con la onda del pulso) de tipo retrospectivo. A efectos de uniformizar las adquisiciones con la posición del corazón, el sistema dispone de un mecanismo de rechazo de arritmias *(arrhythmia rejection),* por el cual no considera los latidos con una determinada variación de su intervalo con respecto al basal. Ello supone que el tiempo total de adquisición, y con ello la apnea, se prolongan. En caso de extrasistolia muy frecuente o fibrilación auricular muy irregular, puede ser adecuado conmutar la adquisición a método prospectivo y desactivar el rechazo de arritmias para obtener una secuencia menos resolutiva, pero de duración razonable. Otra alternativa es ampliar la ventana de aceptación de variaciones en la frecuencia cardiaca.

4.1.3   *Análisis de las imágenes de la función*

Con las series de cine múltiples en el eje corto disponemos de un conjunto de datos que contiene información sobre el volumen de ambos ventrículos y la masa miocárdica, así como de sus variaciones durante las fases del ciclo cardiaco. La información a extraer de ello sobre la estructura y la función ventricular es, pues, potencialmente muy valiosa, pero procede analizarla de forma adecuada.

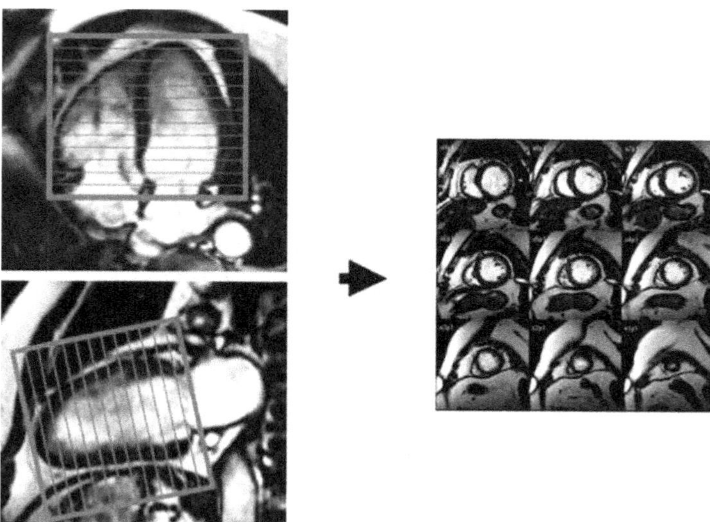

Figura 1.7

Las imágenes de las series de cine obtenidas en el eje corto son evaluadas en una estación de trabajo. Dicha estación suele estar disponible como elemento auxiliar en cada equipo de RM. No obstante, hay programas de *software* independientes para análisis cardiaco, uno de los cuales (Medis, Leiden, Holanda) ha sido utilizado en algunas de las ilustraciones de esta obra. Para ello se trazan, manualmente o de forma automática (que suele precisar una posterior correción manual), los bordes endocárdico y epicárdico de ambos ventrículos por separado (véase la figura 1.8). La extensión de este proceso a todos los cortes de eje corto en todas las fases del ciclo cardiaco proporciona información sobre los volúmenes y la masa de ambos ventrículos, así como de sus parámetros derivados, como el volumen sistólico de expulsión y la fracción de eyección.

El análisis de la función contráctil regional suele hacerse visualmente, y la motilidad segmentaria se estima como normal, hipocinética, acinética o discinética. No obstante, en los programas de análisis existen recursos para objetivar dichas alteraciones, por medio de la determinación de cambios en el grosor parietal de los distintos segmentos (véase la figura 1.9, paneles superiores), representándose en una gráfica el grosor en diástole y en sístole (véase la figura 1.9, panel inferior izquierdo), o bien, en caso de haber trazado los con-

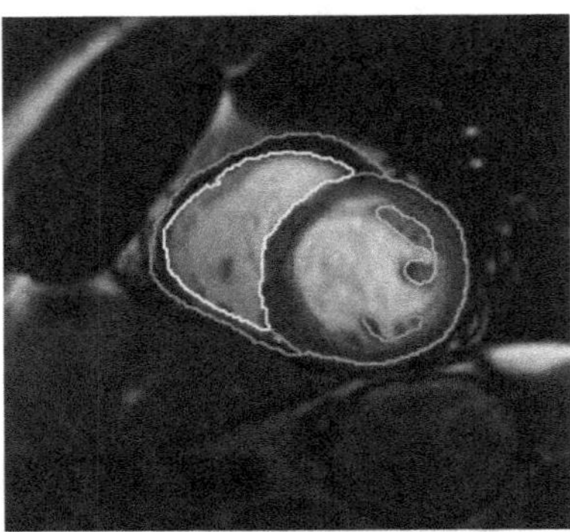

Figura 1.8

tornos en todas las fases del ciclo cardiaco, el engrosamiento segmentario a lo largo de éste (véase la figura 1.9, panel inferior derecho).

4.1.4   *Aspectos prácticos del análisis de las imágenes de la función*

A efectos de optimizar el tiempo de análisis, los trazados de los contornos sólo suelen practicarse en las imágenes correspondientes a las fases telediastólica (máximo volumen ventricular) (véase la figura 1.10, panel izquierdo) y telesistólica (mínimo volumen ventricular) (véase la figura 1.10, panel derecho).

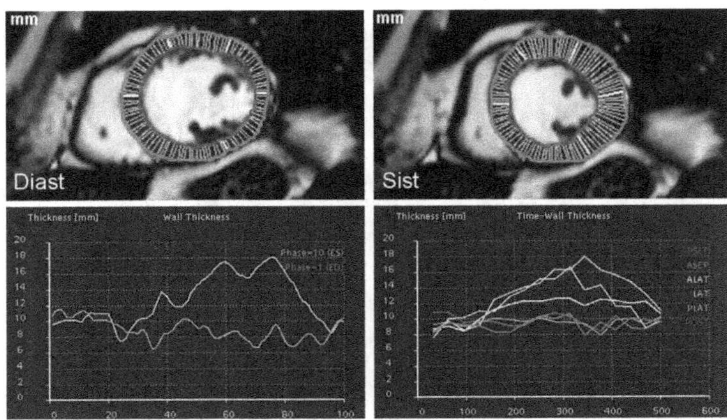

Figura 1.9

Por el mismo motivo, el contorno epicárdico del ventrículo derecho suele obviarse, ya que la masa ventricular derecha no es un parámetro de uso habitual, al igual que el contorno epicárdico del ventrículo izquierdo en sístole (véase la figura 1.10), pues la masa ventricular izquierda no debe variar de diástole a sístole.

Los músculos papilares han de incluirse, en principio, como masa miocárdica, y no como parte del volumen ventricular (véanse las figuras 1.8 y 1.10). No obstante, prescindir de su volumen no redunda en cambios sustanciales en los cálculos de masa y volumen ventriculares, y pueden eludirse al trazar los contornos en aras de una mayor simplicidad del análisis.

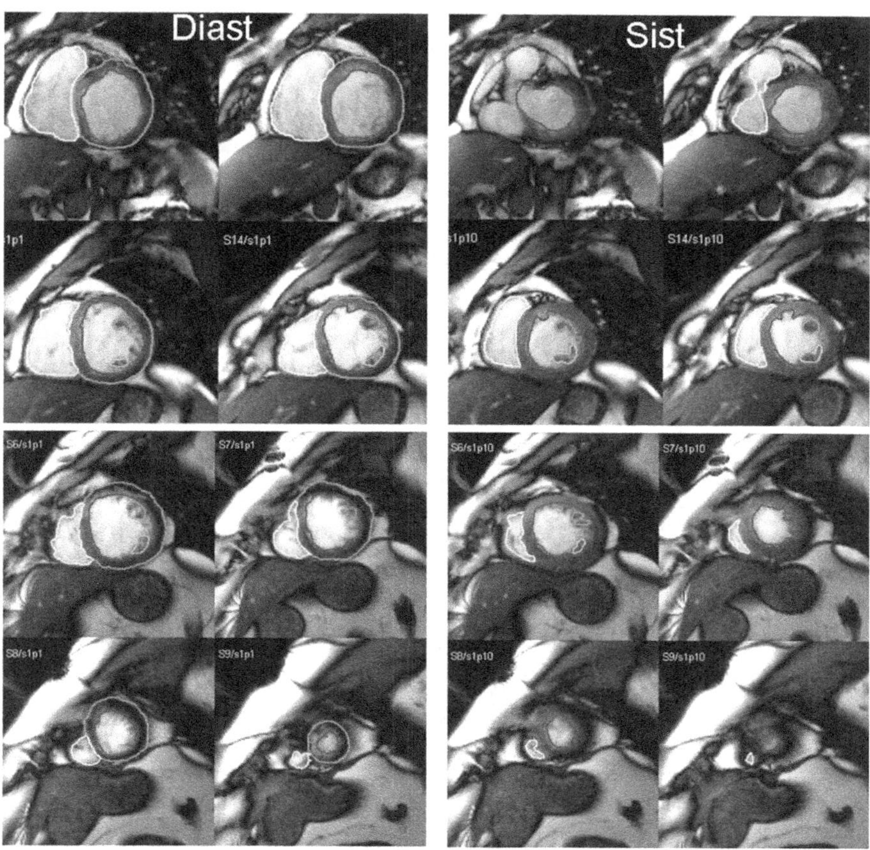

Figura 1.10

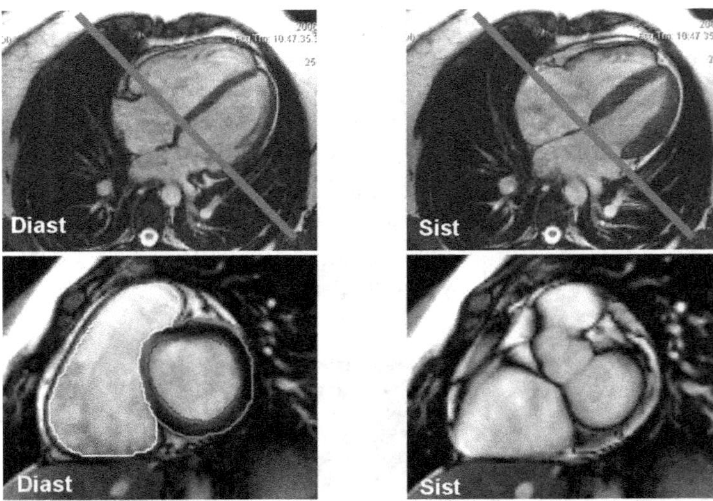

Figura 1.11

Hay que prestar especial atención a los cortes más basales, ya que debido al acortamiento longitudinal del corazón en sístole puede darse que, en un mismo corte, la imagen telediastólica incluya efectivamente la cavidad ventricular (véase la figura 1.11, columna izquierda), mientras que la imagen sistólica del mismo plano corresponda a la aurícula, que no debe incluirse, lógicamente, en el cálculo del volumen ventricular (véase la figura 1.11, columna derecha). Con el fin de minimizar la posibilidad de que los cortes más basales incluyan simultáneamente porciones de la aurícula y del ventrículo, es importante que el corte más basal esté perfectamente alineado con el plano auriculoventricular.

Una alternativa rápida al cálculo de volúmenes y de la función sobre planos de eje corto es aplicar fórmulas simples de área/longitud sobre imágenes diastólica y sistólica de un plano longitudinal, de manera similar a como se lleva a cabo en ecocardiografía (véase la figura 1.12). Dicho cálculo es aceptable siempre que no haya alteraciones regionales de la contractilidad.

4.2 *Estudio morfológico cardiaco*

El protocolo de estudio de la función cardiaca con secuencias *Balanced TFE* descrito es de aplicación prácticamente sistemática en los estudios de CRM, y de

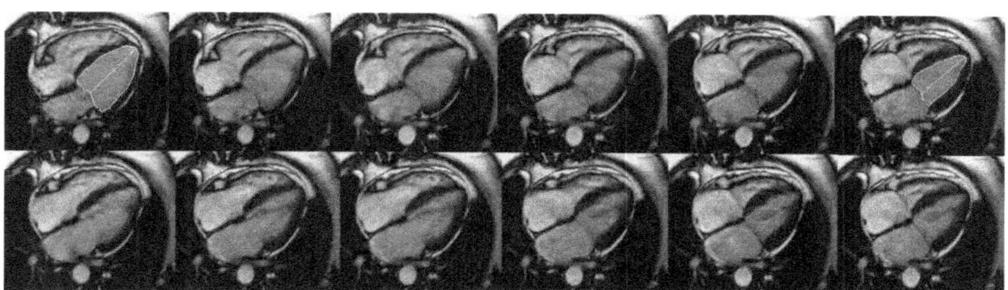

Figura 1.12

hecho, sus imágenes aportan información morfológica. Las secuencias de «sangre negra», no obstante, son más apropiadas para este tipo de estudios, ya que permiten potenciar cualidades magnéticas propias de cada tejido, como son los tiempos de recuperación de la magnetización tras la emisión de un pulso de radiofrecuencia, denominados T1 y T2. En las secuencias de «sangre negra», tal potenciación se consigue modificando dos parámetros, como son el tiempo de repetición (TR) y el tiempo de eco (TE). De esta forma se realza el contraste de unos tejidos sobre otros, lo que permite una aproximación a su caracterización.

4.2.1 Obtención de las imágenes morfológicas

Puesto que este tipo de secuencias aporta información no sólo sobre el corazón sino también de las estructuras paracardiacas y mediastínicas, es habitual obtener una serie de cortes en el plano axial puro, desde la región de la arteria pulmonar hasta el nivel de la desembocadura de la cava inferior en la aurícula derecha, con una secuencia *Turbo Spin Echo* potenciada en T1 (véase la figura 1.13). Esta secuencia proporciona imágenes estáticas, en una fase del ciclo cardiaco. Aplicando un grosor de corte de 8 mm, con un espacio entre cortes de 2 mm, son necesarios 10 a 12 cortes que, si exigimos una adecuada resolución, deben practicarse con una apnea por corte.

Las secuencias de «sangre negra» potenciadas en T2 son apropiadas para los estudios de caracterización miocárdica, por lo que suelen obtenerse en planos cardiacos propios, longitudinales o de eje corto, y utilizando una secuencia *STIR* que suprime el tejido adiposo y denota con una alta intensidad de señal la presencia de edema miocárdico, que es un componente común a toda una serie de procesos patológicos del músculo cardiaco (véase la figura 1.14, flecha).

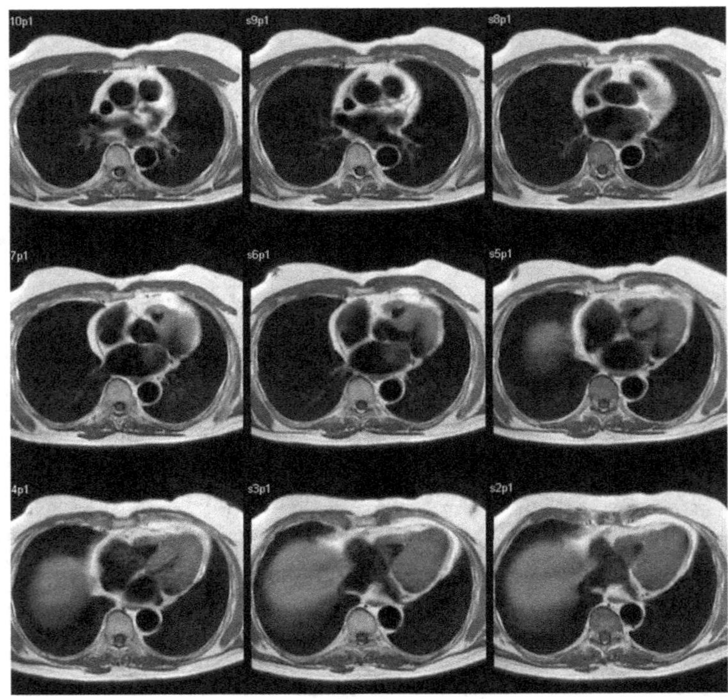

Figura 1.13

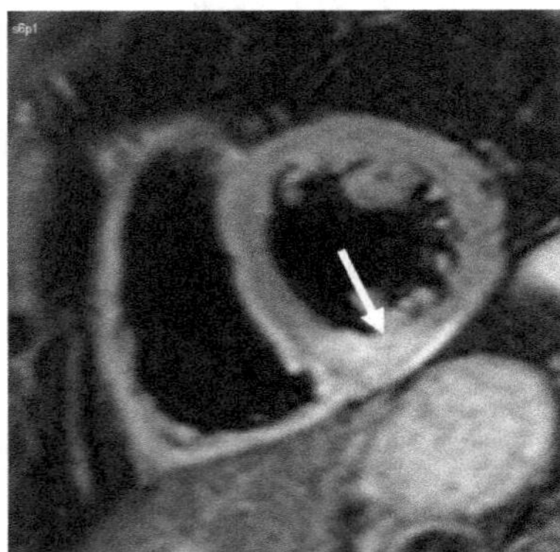

Figura 1.14

4.2.2   Análisis de las imágenes morfológicas

La detección y la cuantificación del miocardio edematoso es posible mediante programas de análisis que permiten determinar intensidades de señal en áreas de interés: se considera como indicativa de edema miocárdico aquella zona con una intensidad de señal mayor que dos desviaciones estándar de la media obtenida en el miocardio sano remoto (véase la figura 1.15, panel derecho).

4.3   Estudio de contraste tardío

Estas secuencias son de utilidad para detectar áreas de tejido miocárdico donde haya una retención anormal de contraste debido a una alteración de la cinética de distribución de éste. Tal alteración puede obedecer a diversas causas, entre las cuales la principal es la presencia de una cicatriz miocárdica por infarto previo. Para el estudio de realce tardío del contraste se utiliza una secuencia *Inversion Recovery Turbo Field Echo (IR-TFE),* cuya peculiaridad es que en cada excitación emite un pulso de inversión de la magnetización, y la adquisición se realiza tras el tiempo preciso en que, durante el proceso de recuperación de la magnetización, la señal en el miocardio atraviesa la línea de 0, siendo por tanto nula. La presencia de contraste retenido en otras áreas del miocardio se detectará por un aumento de la señal, al haberse recuperado en ellas la magnetización más rápidamente.

4.3.1   Obtención de las imágenes de contraste tardío

1. El estudio debe ir precedido de la administración, por vía intravenosa, de contraste paramagnético (gadolinio) a dosis de 0,1-0,2 mmol/kg de peso. La adquisición se inicia transcurridos 10 minutos desde la inyección.

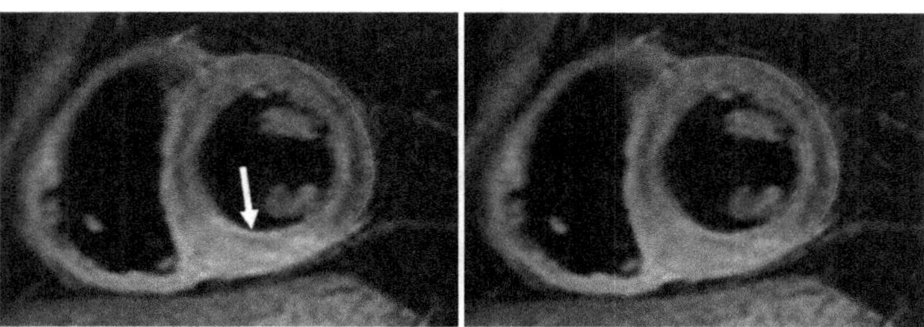

Figura 1.15

2. Utilizando los planos localizadores iniciales, o cualquiera de los obtenidos en secuencias previas, se programa una secuencia localizadora, denominada *Look-Locker,* orientada en un plano de eje corto ventricular, que consiste en la adquisición repetida de imágenes, cada una adquirida con un tiempo progresivamente mayor desde la emisión del pulso de inversión, denominado por ello tiempo de inversión (TI) (véase la figura 1.16). La inspección de todas las imágenes debe permitir identificar aquella en que la anulación de la señal del miocardio sano sea óptima (negra) (véase la figura 1.16, imagen destacada en la fila superior), anotando el TI correspondiente, que es el que se fijará para las adquisiciones de la secuencia de *IR.*

3. La secuencia de *IR-TFE* consiste en una serie de cortes estáticos paralelos, contiguos, orientada en los planos longitudinales horizontal (cuatro cámaras) y vertical (dos cámaras), así como en el eje corto, desde la base hasta el ápex ventricular, con grosores de corte e interespacio iguales a las series de cine, y con el TI predeterminado en el paso previo (véase la figura 1.17).

4.3.2 *Aspectos prácticos de la obtención de las imágenes de contraste tardío*

El tiempo de espera de 10 minutos tras la administración del contraste es obligado para permitir el lavado de éste del miocardio ventricular sano. No obstante, si se desea acortar el tiempo total de la exploración, es posible adquirir, durante

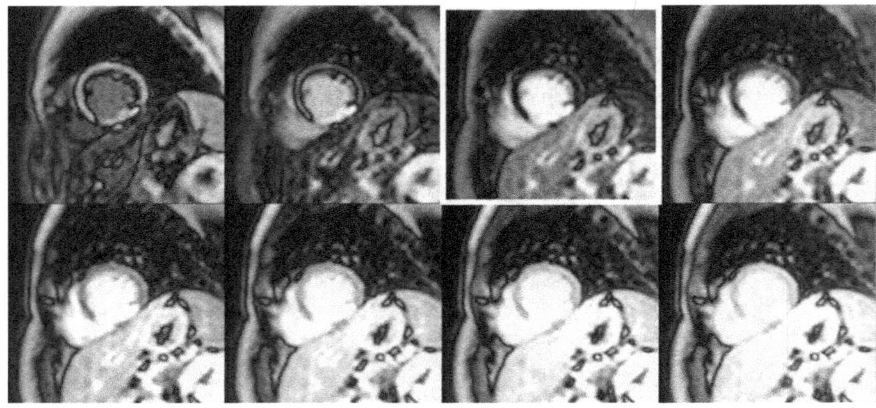

Figura 1.16

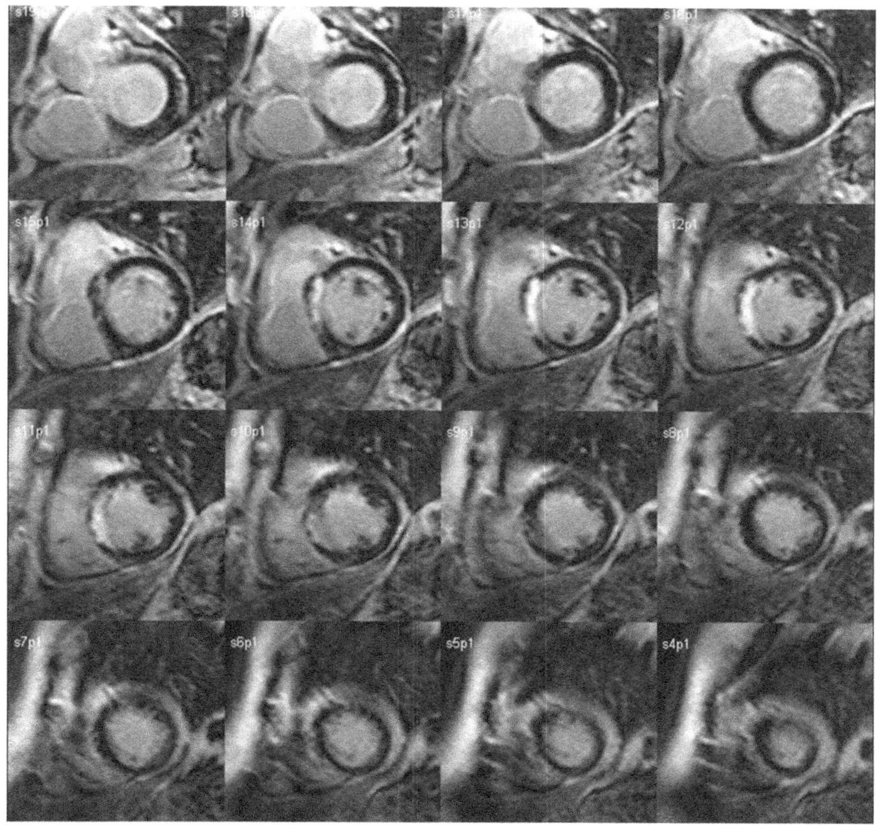

Figura 1.17

ese tiempo, el estudio de la función, pues el contraste circulante no afecta esencialmente a la calidad de las imágenes de las secuencias *Balanced TFE*.

El número de cortes de la secuencia de *IR-TFE* a adquirir en cada periodo de apnea es variable, según la frecuencia cardiaca. Hay que considerar que, si la apnea es prolongada, la potencial ganancia en rapidez no compensará la probable artefactuación de las imágenes si el paciente respira; es preferible obtener dos cortes, cada uno de ellos con una apnea independiente de 10 segundos, que dos cortes en una misma apnea de 20 segundos, que quizá el paciente no pueda mantener.

El TI óptimo obtenido de la secuencia *Look-Locker* no es invariable; al contrario, tiende a ser más largo con el tiempo transcurrido, lo que deberá tenerse en cuenta en los casos de adquisición laboriosa de las secuencias de contraste tardío. De cualquier modo, es conveniente, incluso de entrada, añadir 10 ms más al TI determinado en la secuencias *Look-Locker*.

4.3.3 *Análisis de las imágenes de contraste tardío*

Visualmente se identifican las zonas de miocardio hiperintensas (blancas), que han retenido gadolinio, como áreas de necrosis o fibrosis miocárdica, y los segmentos de miocardio hipointensos (negros), que no han retenido gadolinio, como normales.

Una primera estimación de tipo semicuantitativo es, para el realce tardío de origen isquémico (necrosis miocárdica), la valoración, también visual, del grado de transmuralidad del infarto en un determinado segmento, que puede cuantificarse como 0 % (ausente), 1-25 % (estrictamente subendocárdica), 26-50 %, 51-75 % y 76-100 % (prácticamente transmural).

Asimismo, también es posible una valoración cuantitativa de la extensión del contraste tardío por medio de programas que permiten el análisis de la intensidad de la señal del miocardio, y que identifican como miocardio necrosado (o fibrosado) aquellas zonas con una intensidad de la señal cinco veces superior a la desviacion estándar de la media obtenida en un área de interés en el miocardio sano (véase la figura 1.18).

4.4 *Estudio de la perfusión miocárdica*

El estudio de la perfusión miocárdica consiste en analizar el primer paso de una inyección de contraste (gadolinio) intravenoso a través del miocardio ventricular. Para ello se utilizan secuencias *Saturation Recovery Turbo Field Echo Eco-planar,* para las cuales existen diversas estrategias de modificación, siempre encaminadas a obtener una potenciación en T1 y tiempos de adquisición muy cortos, que permitan repetir la adquisición de varios cortes en cada ciclo cardiaco. La información que se persigue con este tipo de estudios es sobre el estado de la irrigación miocárdica, y en particular sus posibles cambios tras una intervención de estrés farmacológico.

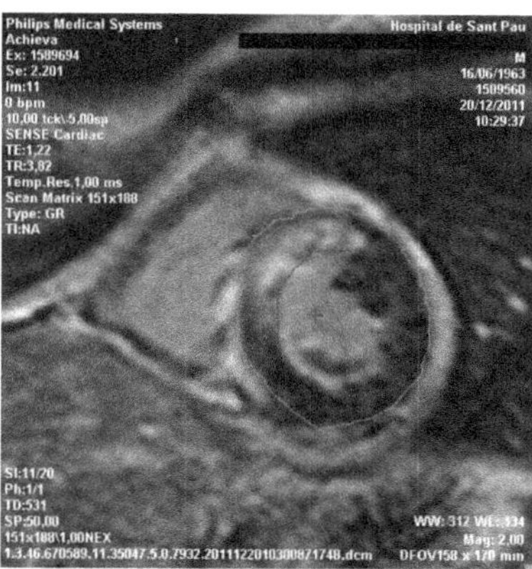

Figura 1.18

4.4.1   Obtención de las imágenes de perfusión

Se programa la secuencia con tres cortes paralelos orientados en el eje corto ventricular, equidistantes, con una separación entre ellos de 6-8 mm, centrados aproximadamente en los tercios basal, medio y apical del ventrículo izquierdo. La secuencia se lanza simultáneamente con la inyección rápida de contraste (3-4 ml/s, idealmente mediante bomba infusora), en una dosis de 0,075-0,1 mmol/kg, seguida de 20-30 ml de solución salina a la misma velocidad de infusión.

El mismo proceso debe practicarse por duplicado, en situación basal y transcurridos 4 minutos desde la administración de adenosina en infusión continua, a una dosis de 140 µg/kg/min, como agente de estrés farmacológico. Entre ambas adquisiciones debe mediar un intervalo mínimo de 10 minutos, a efectos de permitir un cierto lavado del contraste del torrente circulatorio y del propio miocardio antes de la segunda adquisición.

4.4.2   Aspectos prácticos de la obtención de las imágenes de perfusión

Al ser la duración de la secuencia de prácticamente 1 minuto, es preciso concentrar la apnea del paciente en la fase crítica del proceso, como es la llegada de contraste al miocardio ventricular izquierdo (primer paso). Para ello se monitoriza, mediante un visor en tiempo real, la llegada del contraste a las cavidades cardiacas derechas (véase la figura 1.19, fila superior), momento en que se indica al paciente que mantenga una apnea durante el tiempo que le sea posible, lo que

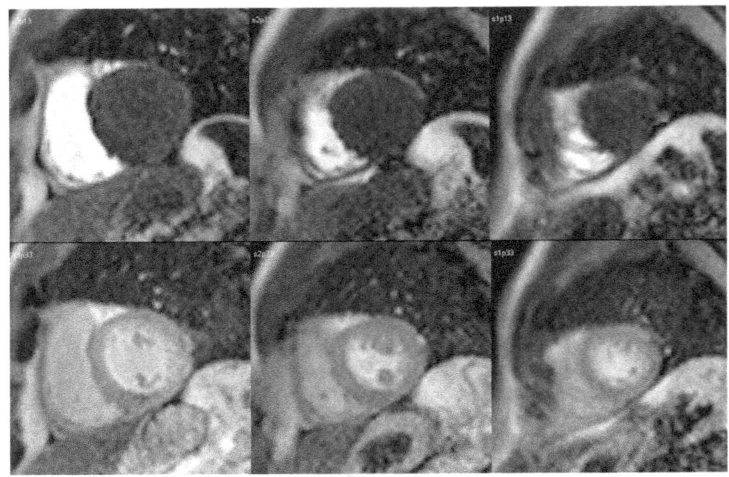

Figura 1.19

probablemente alcanzará los 15-20 segundos, que son los precisos para visualizar de forma estable el mencionado primer paso (véase la figura 1.19, fila inferior).

La resolución temporal de lectura *(readout)* de cada corte, de 100-125 ms, hace que con frecuencias cardiacas altas (> 95-100 l.p.m.) no puedan obtenerse los tres cortes en un mismo ciclo cardiaco. En estos casos, la adquisición de los diferentes cortes se separa en dos ciclos cardiacos consecutivos.

Es norma practicar la secuencia de adenosina en primer lugar, dado que la segunda adquisición puede verse afectada en el contraste de las imágenes por el gadolinio residual de la primera. No obstante, en los pacientes con un infarto de miocardio previo creemos recomendable practicar el estudio basal en primer lugar con el fin de detectar la posible presencia de defectos de perfusión fijos.

4.4.3   *Análisis de las imágenes de perfusión*

El estudio de la perfusión miocárdica se hace cualitativamente, analizando de manera comparativa las secuencias obtenidas en reposo y durante la administración de adenosina. Cualquier área miocárdica con falta de incremento de señal en relación al resto del miocardio durante el primer paso del contraste se considera como debida a un defecto de perfusión (véase la figura 1.1 E). Si dicho

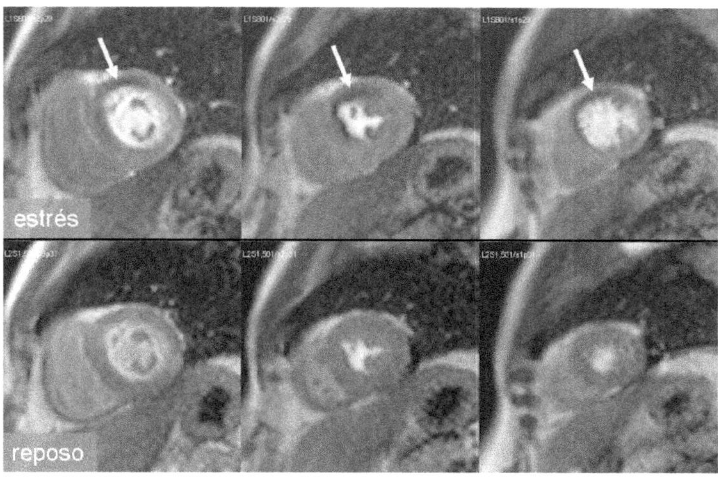

Figura 1.20

defecto aparece en el estudio con adenosina, pero no en reposo, se dice que se trata de un defecto de perfusión inducible (véase la figura 1.20).

Hay paquetes informáticos que analizan la intensidad de la señal miocárdica a lo largo de la secuencia, presentado curvas de los distintos segmentos ventriculares en que es posible semicuantificar el estado de la perfusión por la máxima amplitud o la pendiente de las curvas (véase la figura 1.21). La laboriosidad de este proceso, no obstante, hace que no se utilice regularmente en la práctica.

4.4.4   Aspectos prácticos del análisis de las imágenes de perfusión

Un problema relativamente frecuente es la presencia de los denominados artefactos «de reborde oscuro», atribuidos a un efecto de susceptibilidad magnética en relación con la concentración del contraste en la cavidad ventricular izquierda. Dicho artefacto se halla estrictamente limitado a la región subendocárdica, es casi por completo lineal y puede simular un verdadero defecto de perfusión, aunque en general es más transitorio. La visualización del mismo efecto en el estudio de reposo y de estrés va a favor de que se trate de un artefacto (véase la figura 1.22), siempre que no haya una necrosis subendocárdica, lo cual hay que descartar, a su vez, en el estudio de contraste tardío.

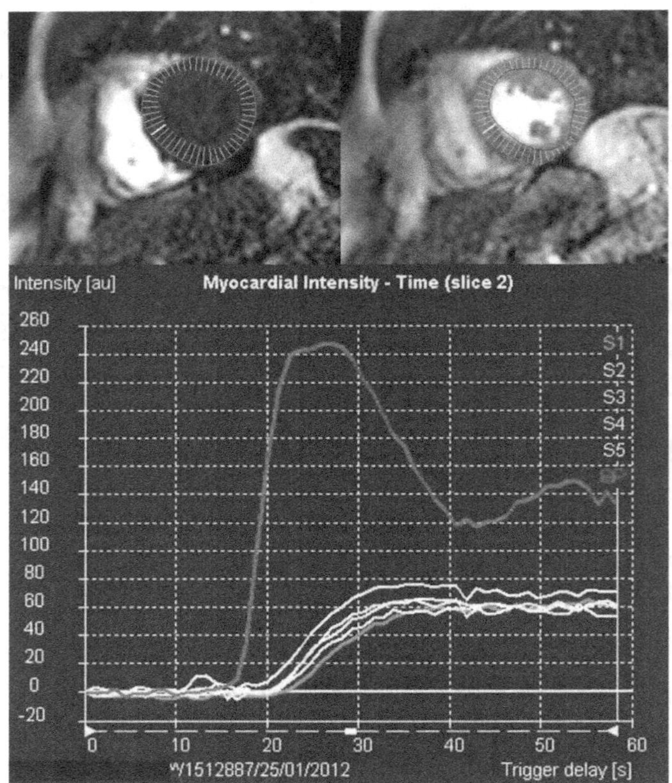

Figura 1.21

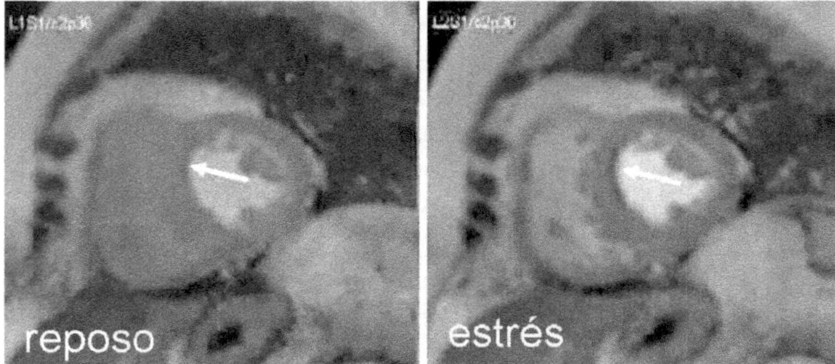

Figura 1.22

4.5   Estudio de inducción de isquemia

La estrategia que se aplica en esta modalidad es la obtención de imágenes de función (cine) por medio de una secuencia *Balanced TFE,* que se repite a lo largo de los distintos pasos de un protocolo de dosis crecientes de dobutamina, de manera similar a como se hace en los estudios de ecocardiografía de estrés. La aparición de una alteración segmentaria de motilidad es indicativa de la inducción de isquemia miocárdica por un aumento de la demanda de oxígeno que no puede cubrirse en este territorio en particular, debido a la presencia de una importante estenosis arterial coronaria.

4.5.1   Obtención de las imágenes de inducción de isquemia

Se programan series de tres cortes de una secuencia *Balanced TFE* a obtener en una apnea en las orientaciones de los ejes longitudinales de dos y de cuatro cámaras, así como de cámara de salida ventricular izquierda (véase la figura 1.23, fila superior). Como complemento a la anterior, se programa otra adquisición a obtener en una segunda apnea, también de tres cortes, en este caso paralelos, en los planos del eje corto ventricular, a nivel basal, medio y apical (véase la figura 1.23, fila inferior). Estas adquisiciones se practican inicialmente y al final de cada uno de

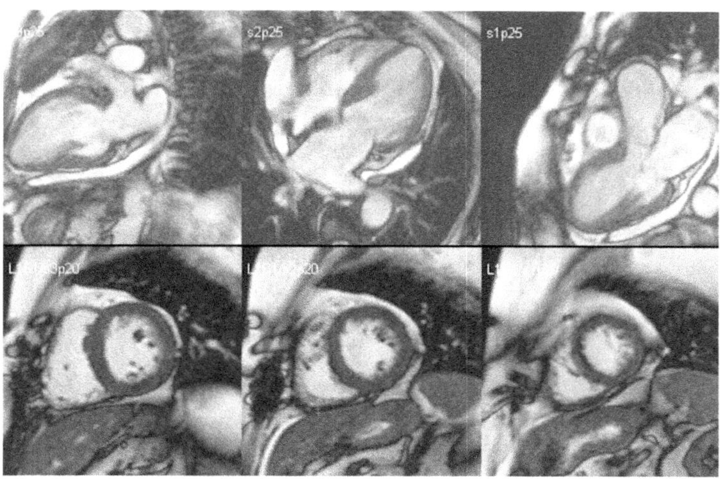

Figura 1.23

los estadios del protocolo de estimulación con dosis progresivas de dobutamina: 5, 10, 20, 30 y 40 µg/kg/min. La duración de cada estadio es de 3 minutos.

4.5.2 Aspectos prácticos de la realización de los estudios de inducción de isquemia

Es necesario controlar de forma precisa los cambios en la frecuencia cardiaca y en la presión arterial en cada estadio del protocolo, por lo que debe disponerse de un sistema de monitorización compatible con el campo magnético del interior de la sala de resonancia.

Es importante asegurarse de que se incrementa la frecuencia cardiaca hasta por lo menos el 85 % de la máxima teórica (220 − edad en años del paciente). En caso de no alcanzar este valor en el estadio de 40 µg/kg/min de dobutamina puede administrarse atropina, a dosis de 0,5 mg, en inyección directa que puede repetirse con intervalos de 3 minutos, hasta una dosis máxima de 1,5 mg.

Aparte de haber alcanzado la frecuencia cardiaca máxima, la prueba puede finalizarse si el paciente ha presentado una inducción de defectos de contractilidad segmentaria en un estadio previo, o si se observan efectos adversos de la dobutamina, como arritmia ventricular repetitiva o reacción hipertensiva importante.

4.5.3 Análisis de las imágenes de inducción de isquemia

El estudio de las imágenes se lleva a cabo visualmente, por comparación de cada corte en cada estadio con el mismo en situación de reposo. Además, para detectar una posible inducción de defecto segmentario en estadios previos al máximo, es preciso ir analizando las imágenes de cine tras su obtención en cada nivel de estimulación.

4.6 Estudio de los flujos

El estudio del flujo en los grandes vasos se lleva a cabo con las secuencias *Phase Contrast,* que ofrecen un mapa de velocidades de los flujos circulantes. Esta secuencia puede orientarse perpendicularmente con el vaso a analizar, incluso en aquellos de reducido calibre, para obtener un perfil de velocidades instantáneas.

4.6.1 Obtención de las imágenes de flujo

A efectos prácticos, nos interesa el análisis de los flujos de los grandes vasos (aorta y arteria pulmonar). El posicionamiento del corte se establece, en el caso de la aorta, sobre un plano localizador coronal, en orientación axial estricta alineado a

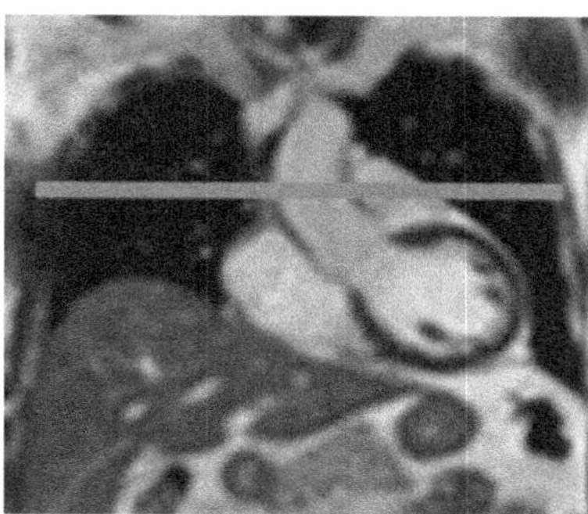

Figura 1.24

nivel de la arteria pulmonar principal (véase la figura 1.24). El flujo de la arteria pulmonar requiere una orientación con doble angulación: por un lado, en un plano sagital a nivel del vaso (véase la figura 1.25, izquierda), y por otro, en un plano axial (véase la figura 1.25, derecha). Las imágenes resultantes consisten en dos series de múltiples fases de un ciclo cardiaco: la denominada de magnitud, con la imagen anatómica como referencia, y la imagen de fase, con codificación de la dirección y de las velocidades de flujo en términos de intensidad de la señal en el interior del vaso (véase la figura 1.1 G).

4.6.2   *Aspectos prácticos de la obtención de las imágenes de flujo*

Aparte de una perfecta orientación transversal al vaso, un parámetro fundamental en este tipo de estudios es la velocidad de codificación (VENC), que determina

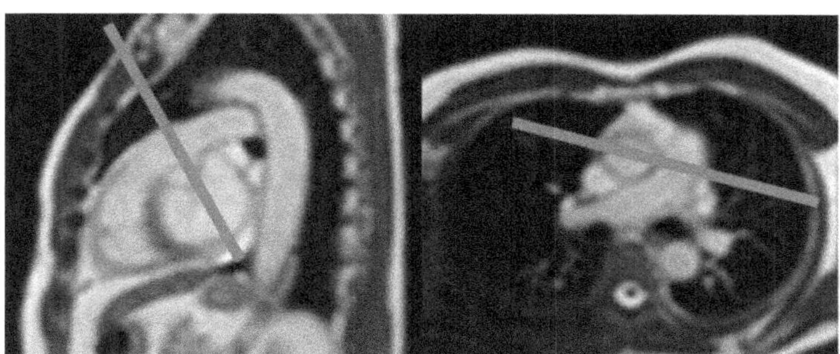

Figura 1.25

la velocidad máxima detectable para la codificación y que debe ajustarse a la velocidad real del flujo; si la VENC es inferior a la velocidad real, se produce un solapamiento *(foldover)* de la información de la velocidad en el voxel que da lugar a un artefacto conocido como *aliasing,* que impide conocer la velocidad real y, por lo tanto, realizar cálculos de flujo. Por otro lado, a mayor VENC mayor ruido, de manera que si ésta es demasiado alta se pierde sensibilidad a cambios mas sutiles de la velocidad. Los valores para la arteria pulmonar y la aorta, en ausencia de estenosis valvulares, están alrededor de 150 y 200 cm/s, respectivamente. En el caso de que se identifique *aliasing* de la señal de velocidad, deberá repetirse la secuencia programando una VENC progresivamente mayor

Las secuencias de mapa de velocidad pueden adquirirse en un periodo de apnea o bien con una secuencia de respiración libre con sincronización respiratoria por medio de un navegador diafragmático, que monitoriza los movimientos del diafragma y limita la adquisición a un mismo periodo del ciclo respiratorio. Esta última modalidad permite, en principio, una mayor exactitud en la lectura, en ausencia de arritmias.

4.6.3   *Análisis de las imágenes de flujo*

El análisis de los flujos se realiza en la estación de trabajo con el programa adecuado. Es preciso trazar, o señalar al equipo, el vaso en cuestión en la imagen de magnitud, cuyo contorno interno puede ser detectado automáticamente por el programa de análisis, que lo extiende, además, a las imágenes de cada fase del ciclo cardiaco. Con la información presente en las imágenes de fase, el equipo genera una curva de flujo en cada instante del ciclo cardiaco, en la cual es posible calcular el volumen anterógrado y el volumen retrógrado, en caso de que exista, de cualquier estructura vascular que se halle orientada ortogonalmente con el plano de corte (véase la figura 1.26).

4.7   *Estudio angiográfico con RM de contraste*

Esta secuencia (angio-RM) permite obtener cortes múltiples paralelos durante una fase de apnea, al paso de un bolo de contraste por un segmento de los grandes vasos, con cuya disposición se angula el plano de los distintos cortes, y que puede reconstruirse posteriormente en forma de volumen 3D con sustracción de las estructuras no contrastadas.

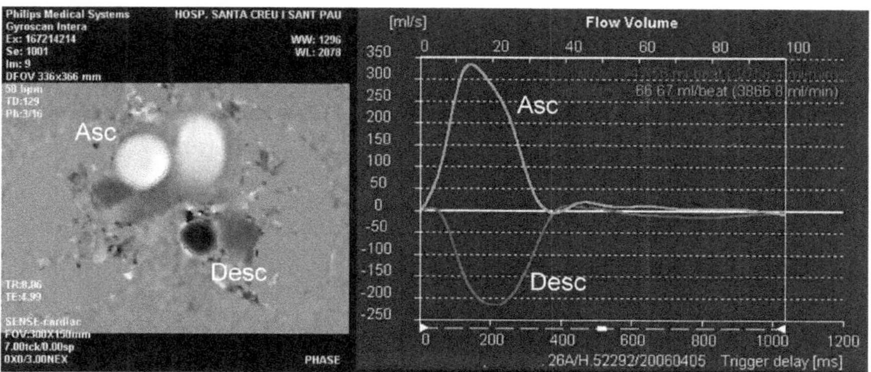

Figura 1.26

4.7.1 Obtención de las imágenes de angio-RM

Para el caso, por ejemplo, de una angiografía de la aorta torácica, la serie de cortes se orienta sobre un plano axial donde se observen la aorta ascendente y la descendente, con una angulación sagital oblicua (véase la figura 1.27, izquierda), teniendo cuidado de incluir en la adquisición toda la extensión de la aorta torácica y el máximo de la abdominal mediante el ajuste de los cortes en un plano localizador sagital en el cual se visualice el vaso (véase la figura 1.27, derecha).

Se emite primero, con esta orientación, una secuencia denominada de «máscara», sin inyección de contraste, que se se utiliza para una sustracción posterior de la secuencia con contraste para así eliminar las estructuras no

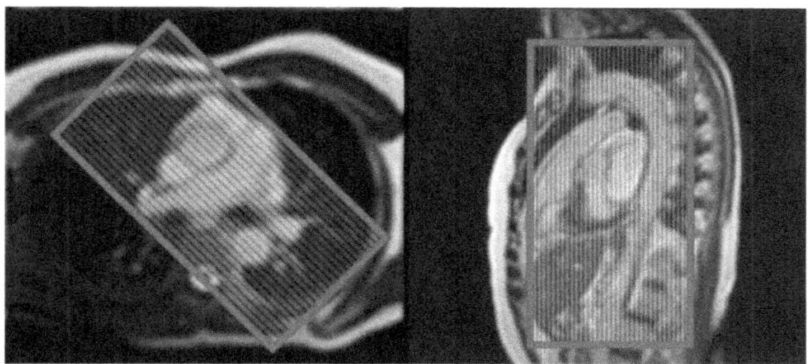

Figura 1.27

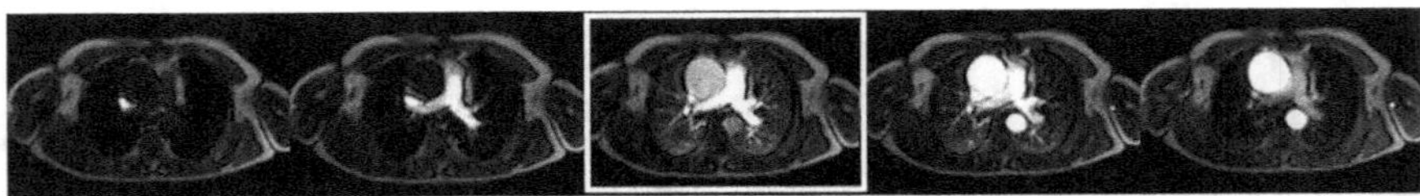

Figura 1.28

contrastadas y realzar el vaso. A continuación se lanza una secuencia rápida de seguimiento de la inyección de contraste, denominada *2D Bolus Tracking,* en orientación axial, y se administra una dosis de 0,1 mMol/kg de un compuesto de gadolinio. En el momento en que se observa en la secuencia *2D Bolus Tracking* que el contraste rellena por completo el árbol arterial pulmonar (véase la figura 1.28, recuadro) se ordena al paciente que inicie la apnea y se lanza la secuencia de angio-RM.

4.7.2   *Aspectos prácticos de la obtención de la secuencia de angio-RM*

Por regla general, la secuencia de angio-RM requiere una apnea prolongada, de 20-30 segundos. Como quiera que la interferencia de los movimientos respiratorios degrada sensiblemente las imágenes, es importante reducir al máximo el periodo de apnea. Esto es posible reduciendo el número de cortes, lo que puede compensarse aumentando el grosor de cada uno de ellos, o bien reduciendo la matriz, produciendo en ambos casos una pérdida de la resolución espacial. Por otro lado, pueden utilizarse técnicas de relleno del espacio-k (CENTRA) de la imagen, que hacen a las secuencias más insensibles a artefactos de movimiento a medida que se avanza en la adquisición.

4.7.3   *Análisis de las imágenes de angio-RM*

La angio-RM puede analizarse en cortes con cualquier orientación (véase la figura 1.1 H), en formato de proyección de máxima intensidad *(MIP)* (véase la figura 1.29, izquierda) o en reconstrucción 3D (véase la figura 1.29, derecha).

4.8   *Estudio de angio-RM coronaria*

La secuencia *Whole Heart Coronary MRA* permite obtener una serie de planos múltiples (100-120), paralelos, de reducido grosor (1 mm), a partir de los que

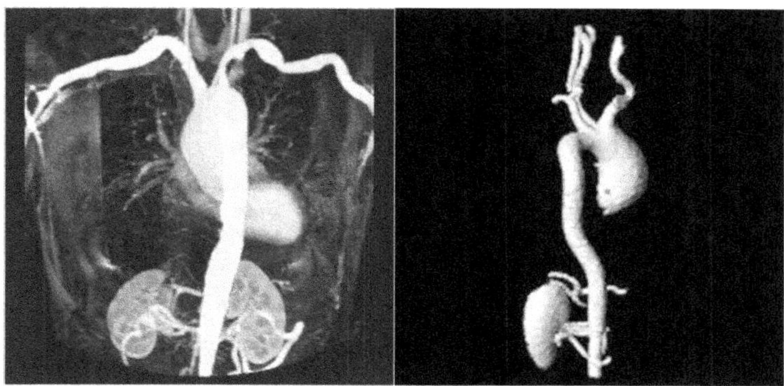

Figura 1.29

puede reconstruirse un volumen 3D con suficiente resolución para analizar la anatomía arterial coronaria.

4.8.1   Obtención de las imágenes de angio-RM coronaria

Es preciso obtener una secuencia estándar de cine *Balanced TFE* o eco planar en orientación de cuatro cámaras con la máxima resolución temporal posible, a fin de determinar la fase diastólica de mayor estabilidad en la posición del corazón.

La secuencia *Whole Heart* se programa en orientación axial a partir del nivel de la arteria pulmonar principal, ajustando el retraso en la adquisición con arreglo al cálculo detallado en la secuencia de cine previa, y con una duración de ésta correspondiéndose asimismo con la duración de la fase de quietud del corazón, que suele ser inferior a 100 ms. La secuencia se obtiene sin administración de contraste, con respiración libre, aunque con sincronización respiratoria por medio de un navegador diafragmático (véase la figura 1.30), y suele durar entre 1 y 3 minutos, dependiendo de la eficiencia del navegador, por lo cual es importante asegurar una respiración regular por parte del paciente.

4.8.2   Análisis de las imágenes de angio-RM coronaria

El volumen obtenido puede procesarse en una estación de trabajo, analizando los vasos coronarios sobre las propias imágenes axiales (véase la figura 1.31 A),

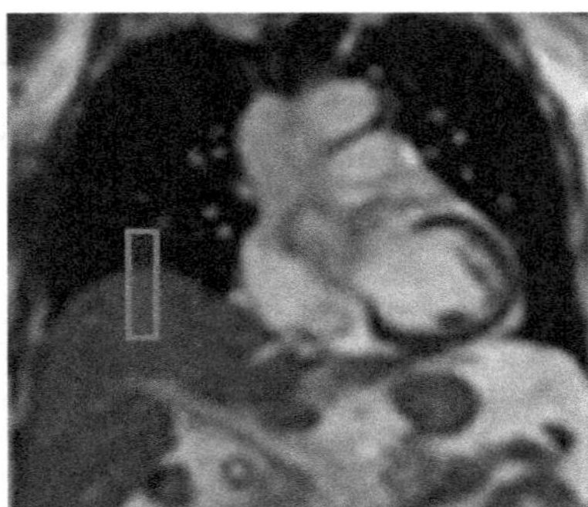

Figura 1.30

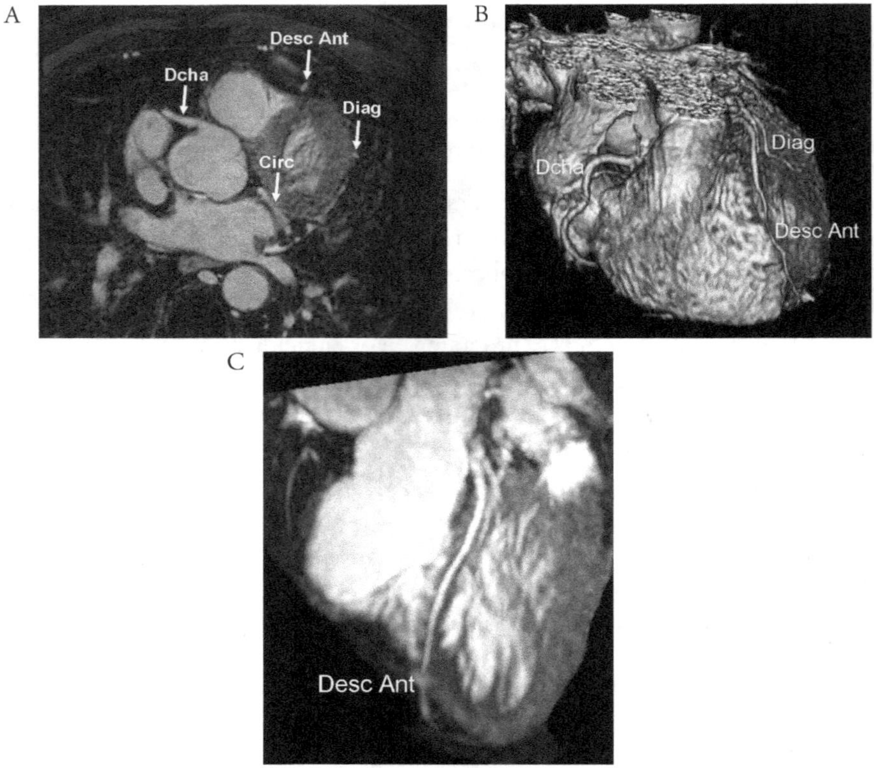

Figura 1.31

en una reconstrucción 3D (véase la figura 1.31 B) o a partir de reconstrucciones 2D multiplanares (véase la figura 1.31 C).

Bibliografía recomendada

Bitar R, Leung G, Perng R, Tadros S, Moody AR, Sarrazin J, *et al.* MR pulse sequences: what every radiologist wants to know but is affraid to ask. Radiographics. 2006; 26: 513-37.

Cerqueira MD, Weissman NJ, Dilsizian V, Jacobs AK, Kaul S, Laskey WK, *et al.* Standardized myocardial segmentation and nomenclature for tomographic imaging of the heart: a statement for healthcare professionals from the Cardiac Imaging Committee of the Council on Clinical Cardiology of the American Heart Association. Circulation. 2002; 105: 539-42.

Chiribiri A, Ishida M, Nagel E, Botnar RM. Coronary imaging with cardiovascular magnetic resonance: current state of the art. Prog Cardiovasc Dis. 2011; 54: 240-52.

Eitel I, Friedrich MG. T2-weighted cardiovascular magnetic resonance in acute cardiac disease. J Cardiovasc Magn Reson. 2011; 13: 13.

Hartung MP, Grist TM, François CJ. Magnetic resonance angiography: current status and future directions. J Cardiovasc Magn Reson. 2011; 13: 19.

Hundley WG, Bluemke D, Bogaert JG, Friedrich MG, Higgins CB, Lawson MA, *et al.* Society for Cardiovascular Magnetic Resonance guidelines for reporting cardiovascular magnetic resonance examinations. J Cardiovasc Magn Reson. 2009; 11: 5.

Ibrahim EH. Myocardial tagging by cardiovascular magnetic resonance: evolution of techniques-pulse sequences, analysis algorithms, and applications. J Cardiovasc Magn Reson. 2011; 13: 36.

Kramer CM, Barkhausen J, Flamm SD, Kim RJ, Nagel E. Standardized cardiovascular magnetic resonance imaging (CMR) protocols, Society for Cardiovascular Magnetic Resonance: board of trustees task force on standardized protocols. J Cardiovasc Magn Reson. 2008; 10: 35.

Maceira AM, Prasad SK, Khan M, Pennell DJ. Reference right ventricular systolic and diastolic function normalized to age, gender and body surface area from steady-state free precession cardiovascular magnetic resonance. Eur Heart J. 2006; 27: 2879-88.

Maceira AM, Prasad SK, Khan M, Pennell DJ. Normalized left ventricular systolic and diastolic function by steady state free precession cardiovascular magnetic resonance. J Cardiovasc Magn Reson. 2006; 8: 417-26.

Oshinski JN, Delfino JG, Sharma P, Gharib AM, Pettigrew RI. Cardiovascular magnetic resonance at 3.0T: current state of the art. J Cardiovasc Magn Reson. 2010; 120: 55.

Rodgers CT, Robson MD. Cardiovascular magnetic resonance: physics and terminology. Prog Cardiovasc Dis. 2011; 54: 181-90.

Notas

Capítulo 2

Protocolo de estudio de la cardiopatía isquémica

Introducción

La cardio-resonancia magnética (CRM) es la técnica que, debido a sus numerosos recursos, ofrece un mayor potencial de información en los pacientes con cardiopatía isquémica. Así, es de referencia en el estudio de los volúmenes y de la función ventricular (global y segmentaria), y en la detección de necrosis miocárdica; además, tiene capacidad de caracterización tisular del miocardio infartado, y también destaca entre las técnicas de inducción de isquemia. Sin embargo, hoy por hoy no es competitiva en la obtención de una angiografía coronaria no invasiva, para la cual la tomografía computarizada es la técnica de elección. Con todo, y exceptuando este último caso, la CRM constituye la modalidad diagnóstica que aporta una información más integral para el estudio de la cardiopatía isquémica, pero cabe considerar distintas estrategias en su aplicación, dependiendo de la situación clínica. Bajo esta perspectiva, distinguiremos a continuación diversos protocolos diagnósticos.

1 Infarto agudo de miocardio

El protocolo de estudio de un paciente con un infarto agudo de miocardio se resume en el siguiente esquema:

Secuencia	*Balanced TFE*	*STIR*	Perfusión	*IR-TFE* precoz	*IR-TFE* tardía
Información	Función ventricular	Edema miocárdico	Obstrucción microvascular	Obstrucción microvascular	Necrosis y viabilidad

1.1   *Cines* **Balanced FFE:** *estudio de la función ventricular*

Siguiendo el protocolo descrito en el capítulo anterior (véanse las figuras 1.3 a 1.7 del capítulo 1), se realizarán secuencias de cine en los planos longitudinales vertical y horizontal, así como cines múltiples cubriendo toda la extensión del corazón. A partir de esta última se obtendrán cálculos de volúmenes y de la fracción de eyección ventricular, y se analizará la contractilidad segmentaria (véanse las figuras 1.8 a 1.11 del capítulo 1).

1.2   *Secuencias* **STIR:** *detección de edema miocárdico*

La presencia de edema miocárdico es un signo precoz y muy sensible de isquemia miocárdica, haya derivado ésta en necrosis o no. Dado su carácter transitorio, además, la posibilidad de identificar, o descartar, su presencia permite establecer la cronología de una necrosis miocárdica. Para ello se utilizan secuencias *TSE,* potenciadas en T2, o secuencias *STIR* en planos longitudinales y transversales del corazón (véase la figura 1.14 del capítulo 1), y el edema miocárdico se detecta por un aumento de la intensidad de la señal en la región afectada. A partir de estas imágenes puede calcularse la masa de edema miocárdico (véase la figura 1.15 del capítulo 1). En caso de infarto agudo de miocardio sometido a revascularización mediante angioplastia primaria hay una diferencia entre la extensión del edema miocárdico, que indica el área inicialmente en riesgo, y la de la necrosis final. Tal diferencia, que es posible determinar por CRM comparando las secuencias *STIR* con la *IR-TFE* tardía (véase la figura 2.1), constituye el denominado «miocardio salvado». Es importante hacer notar que el estudio debe realizarse dentro de las primeras una a dos semanas, pues el edema miocárdico es reabsorbido progresivamente.

1.3   *Estudio de perfusión basal:*
identificación de una obstrucción microvascular

El estudio de perfusión de primer paso de contraste en situación basal, en el caso de un infarto agudo, permite detectar defectos de perfusión secundarios a un fenómeno de obstrucción microvascular. La dosis de contraste (0,075-0,1 mmol/kg), así como la programación de los cortes, serán las habituales de cualquier estudio de perfusión, descritas en el capítulo anterior (véase la figura 1.19 del capítulo 1). La obstrucción microvascular se detecta como un defecto de perfusión en la zona

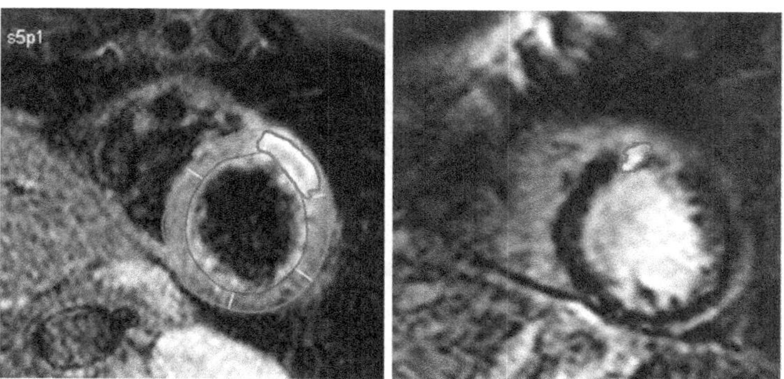

Figura 2.1

afectada (véase la figura 2.2, flecha). Finalizado el estudio de perfusión basal, se procede a inyectar el resto de la dosis de contraste (0,075-0,1 mmol/kg) con el fin de disponer de la dosis total para las secuencias subsiguientes.

1.4   Secuencia IR-TFE *precoz: identificación de una obstrucción microvascular*

Aunque el defecto de primer paso descrito es un signo sensible de obstrucción microvascular, más específica resulta la observación de que dicho defecto persiste tras la administración del contraste. Para ello se realiza, a los 2 minutos de la infusión del contraste, un estudio de realce tardío con la particularidad de que,

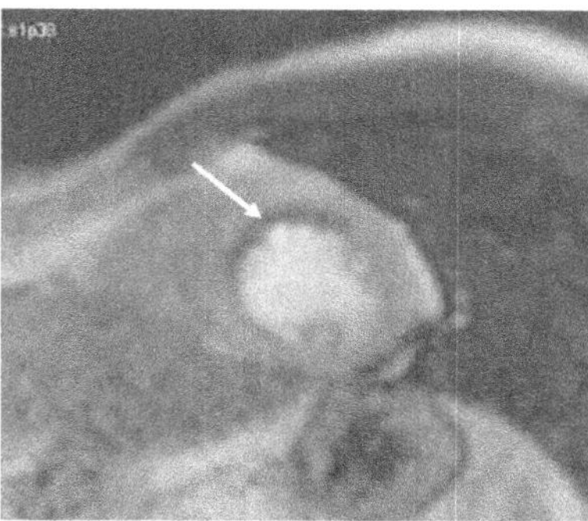

Figura 2.2

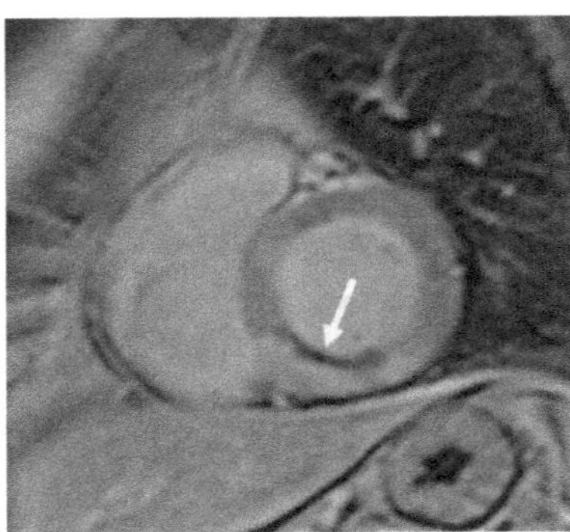

Figura 2.3

en este caso, se utiliza un tiempo de inversión largo (400-600 ms), de manera que no se anulará la señal del miocardio sano, sino al contrario, que éste presentará una alta intensidad de señal como resultado de la presencia de contraste, mientras que los territorios con obstrucción microvascular, y por tanto sin contraste, presentarán una baja intensidad de señal (véase la figura 2.3, flecha).

1.5 *Secuencia* IR-TFE *tardía: estudio de necrosis y viabilidad miocárdicas*

La secuencia de contraste tardío, aplicada siguiendo los pasos descritos en el capítulo anterior, con el correspondiente ajuste del tiempo de inversión de acuerdo con la secuencia *Look-Locker* (véase la figura 1.16 del capítulo 1), permite visualizar el área de miocardio necrosado (véase la figura 1.17 del capítulo 1) y determinar su extensión transmural. En la práctica ésta se informa como <25% (véase la figura 2.4, panel superior izquierdo), 25-50% (véase la figura 2.4, panel superior derecho), 50-75% (véase la figura 2.4, panel inferior izquierdo) o 75-100%, o transmural (véase la figura 2.4, panel inferior derecho). La significación del miocardio residual viable es mayor cuanto menor es el grado de transmuralidad de la necrosis, considerándose aquella <50% como punto de corte para avanzar la posible recuperación funcional tras una revascularización exitosa del segmento afectado.

Asimismo, en caso de infarto agudo de miocardio, la presencia de una obstrucción microvascular se manifiesta también en esta secuencia, en forma de zona de baja intensidad de señal en el seno de un área de necrosis miocárdica (véase la figura 2.5, flecha).

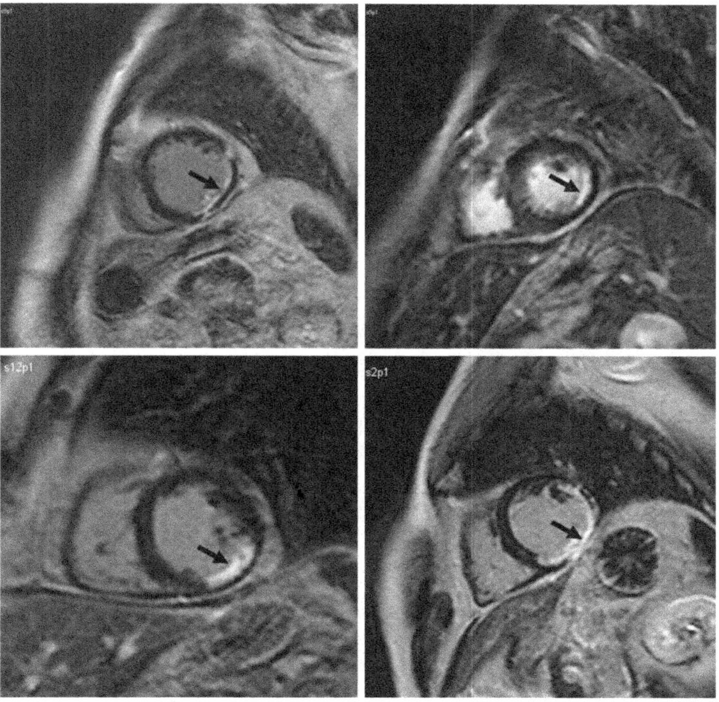

Figura 2.4

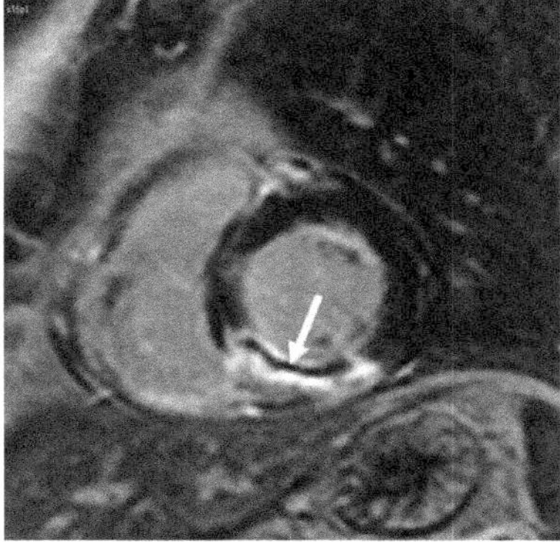

Figura 2.5

2   Estudios de CRM de estrés farmacológico

La detección de defectos de perfusión o de isquemia inducibles por medio de estrés farmacológico es una modalidad de CRM de aplicación en los pacientes con sospecha clínica de enfermedad arterial coronaria, o en aquellos en que, conocida ésta, se pretende estudiar su significado funcional.

2.1   *CRM de estrés: generalidades*

El estudio de estrés farmacológico por CRM tiene como objetivo desvelar la presencia de estenosis coronarias funcionalmente significativas, y puede llevarse a cabo tanto por medio de un agente inductor de hiperemia (como la adenosina o el dipiridamol) aplicando secuencias de perfusión de primer paso, o bien mediante un inotrópico positivo (como la dobutamina), cuyo efecto se evalúa por medio de secuencias de cine para análisis de la función contráctil. En el primer caso se persigue poner de manifiesto un defecto de perfusión relativo del territorio afectado con respecto a los sanos, y en el segundo demostrar la inducción de una hipocinesia regional debida a isquemia miocárdica por aumento de los requerimientos energéticos.

Ambas modalidades han demostrado su valor diagnóstico, aunque en nuestro grupo consideramos los estudios de perfusión con adenosina como de elección por su mayor rapidez, mejor tolerabilidad y más amplio margen de seguridad. No obstante, los estudios de función con dobutamina son una opción en caso de contraindicación para la adenosina, o bien en aquellas afecciones no ateroscleróticas, como el origen anómalo de las coronarias o los puentes intramiocárdicos en que, probablemente, un estímulo inotrópico potente es preferible a un estímulo vasodilatador para desvelar el significado funcional de la anomalía.

2.1.1   *Equipamiento requerido*

- Equipo de monitorización (presión arterial, frecuencia y ritmo cardiacos, e idealmente pulsioximetría) compatible con el campo magnético del interior de la sala de resonancia.
- Carro de paro cardiaco.

2.1.2 Agentes farmacológicos

- Adenosina (140 µg/kg/min durante 6 minutos).
- Dobutamina (dosis crecientes hasta un máximo de 40 µg/kg/min).

2.1.3 Contraindicaciones

- Adenosina:

  - Enfermedad pulmonar broncoespástica conocida o sospechada.
  - Bloqueo auriculoventricular de segundo o tercer grado.
  - Bradicardia sinusal (< 45 l.p.m.).
  - Hipotensión arterial sistémica (< 90 mm Hg).

- Dobutamina:

  - Hipertensión arterial importante ($\geq 220/120$ mm Hg).
  - Angina inestable.
  - Estenosis aórtica grave (área < 1 cm^2, gradiente medio ≥ 50 mm Hg).
  - Arritmias cardiacas complejas.
  - Miocardiopatía hipertrófica obstructiva.
  - Miocarditis, pericarditis, endocarditis activa.

2.1.4 Preparación del paciente: supresión de los fármacos previos

- Adenosina: cafeína, teofilina y derivados (café, té, medicaciones con cafeína, etc.).
- Dobutamina: betabloqueantes y nitratos.

2.1.5 Posibles efectos adversos

- Adenosina: puede causar rubor, dolor precordial y palpitaciones. Los efectos adversos más graves incluyen bloqueo auriculoventricular transitorio, hipotensión, taquicardia sinusal y broncoespasmo grave.
- Dobutamina: puede causar dolor precordial, palpitaciones o reacción hipertensiva. Aunque excepcionales, se han descrito casos de infarto agudo de miocardio, fibrilación ventricular y taquicardia ventricular mantenida.

2.2 Protocolo del estudio de CRM de perfusión con adenosina

El carácter integral de la información proporcionada por la CRM en el estudio de la cardiopatía isquémica hace que la evaluación de la perfusión con adenosina se incluya regularmente en un protocolo completo, junto con estudios de función y de contraste tardío. La razón de ello es la demostrada mayor rentabilidad diagnóstica de la técnica cuando se obtiene información de dicho protocolo completo con respecto a cualquiera de sus partes. En el siguiente esquema se detallan los componentes del protocolo.

Secuencia	*Balanced TFE*	*Balanced TFE*	Perfusión	*Balanced TFE*
Información	Cine dos y cuatro cámaras: función	Cine (tres cortes) eje corto: función preadenosina	Primer paso bajo adenosina	Cine (tres cortes) eje corto: función postadenosina

	Balanced TFE	Perfusión	Espera (5 min)	*IR-TFE* tardía
→	Cine múltiple eje corto: función	Primer paso en reposo		Necrosis y viabilidad

2.2.1 Cines longitudinales y secuencias transversales preadenosina

Como ya se ha comentado en el capítulo anterior, todo estudio de CRM se inicia con la obtención de cines longitudinales (véanse la figuras 1.3 a 1.6 del capítulo 1), que sirven además de localizadores para la correcta orientación de los planos del resto del estudio (véase la figura 1.7 del capítulo 1). En los estudios de perfusión con adenosina dispondremos también de una serie de tres cortes de cine, equidistantes, orientados en el eje corto, a nivel basal, medio y apical, coincidiendo con la posición que después se utilizará para la secuencia de perfusión.

2.2.2 Estudio de perfusión con adenosina

Se programa, tal como se ha indicado en el capítulo 1, una secuencia de perfusión con tres cortes orientados en el eje corto ventricular (véase la figura 1.19 del capítulo1). Es aconsejable realizar una primera adquisición de la secuencia, sin inyección de contraste, de unos 10 segundos de duración, que servirá para identificar posibles artefactos que puedan dificultar posteriormente el adecuado análisis de la imagen. Confirmada la idoneidad de la secuencia, se procede a comenzar la infusión de adenosina a la dosis indicada (140 µg/kg/min), con el paciente fuera del tubo, controlando la frecuencia cardiaca y la presión arterial antes de la administración del agente y antes de entrar de nuevo. El objetivo de controlar las constantes no sólo es asegurar que no hay efectos indeseables de la adenosina, sino confirmar que ésta ha ejercido realmente el efecto vasodilatador deseado, cosa que podemos inferir si se observa una reducción de la presión arterial sistólica de 10 mm Hg o más, y/o un aumento de la frecuencia cardiaca superior a 10 l.p.m. A los 3 minutos de iniciada la infusión, y sin interrumpirla, entramos al paciente en la máquina y empieza el estudio de perfusión.

Iniciamos la adquisición, y una vez confirmado que ésta se realiza de manera adecuada, inyectamos inmediatamente 0,075-0,1 mmol/kg de un compuesto de gadolinio mediante bomba infusora a una velocidad de 3 ml/s, seguido de la correspondiente dosis de solución salina. Cuando se observe, en el visor en tiempo real, que el contraste ha llegado a las cavidades cardiacas derechas, se indicará al paciente que inspire, espire y a continuación se mantenga en apnea el máximo tiempo que le sea posible, respirando luego suavemente hasta el final de la secuencia. Ello nos asegura que no habrá una interferencia respiratoria por lo menos durante la adquisición de las imágenes de la llegada de contraste al miocardio ventricular.

El siguiente esquema resume el proceso de esta adquisición.

Inicio: adquisición continua de imágenes			
Inyección de contraste	Contraste en ventrículo derecho		
		Orden de apnea	Respiración superficial

Tiempo →

2.2.3 *Cines transversales postadenosina*

La misma secuencia de tres cortes de cine transversales que se obtuvo previamente a la infusión de adenosina se repite ahora justo después de finalizada la secuencia de perfusión, sin interrumpir la administración del agente. El objetivo es poder comparar estos cines con los adquiridos en situación basal, para evaluar la aparición de defectos inducibles de la motilidad regional, lo que es una información adicional al estudio de perfusión e indicativa, en caso de aparecer, de isquemia miocárdica importante en el territorio afectado.

2.2.4   *Cines transversales múltiples*

El estudio completo de la función ventricular se practica tal como se ha descrito en el capítulo anterior (véase la figura 1.7 del capítulo 1). Se reserva su práctica a esta fase, dado que es preciso un tiempo de espera tras la primera perfusión para permitir la eliminación del contraste antes de la segunda perfusión, supuesto que, por otra parte, la presencia de contraste circulante no afecta esencialmente a la cualidad de las secuencias *SSFP*. Con la serie completa de cines en el eje corto es posible realizar cálculos de volúmenes y de fracción de eyección ventricular, así como analizar la motilidad regional (véanse las figuras 1.8 a 1.10 del capítulo 1).

2.2.5   *Estudio de perfusión basal*

Se repite el estudio de perfusión de primer paso en situación de «reposo», idealmente transcurridos 15 minutos desde el primero. La secuencia se programará copiando la del primer estudio de perfusión (manteniendo los mismos parámetros y la misma posición de corte), con el fin de que sean comparables. En el análisis de las imágenes, aquellos defectos de perfusión que aparecen en el estudio de estrés y no en el de reposo se consideran inducidos por la acción de la adenosina (véase la figura 2.6, flechas), mientras que aquellos aparentes defectos «fijos», es decir, que aparecen en situación basal y en estrés, en ausencia de necrosis en dichos territorios, se consideran debidos a artefactos, como se ha comentado en el capítulo anterior (véase la figura 1.22 del capítulo 1).

En caso de infarto de miocardio previo, en nuestro grupo preferimos invertir el orden de los estudios de perfusión y practicar primero el estudio de reposo. Ello se debe a que, con un infarto previo, especialmente crónico, es imprevisible la extensión del defecto residual de perfusión de primer paso, y un posible incremento de éste bajo la acción de la adenosina debe ser valorado con la referencia del estudio basal, antes que con las imágenes de contraste tardío (véase la figura 2.7). Practicar

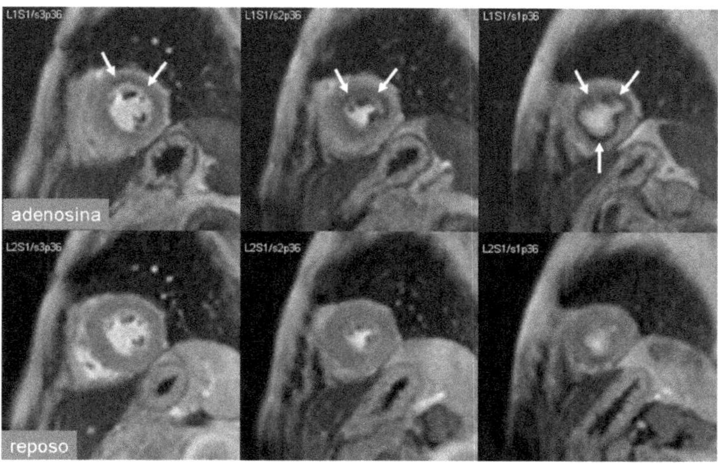

Figura 2.6

en estos casos el estudio de reposo en segundo lugar no es práctico, por cuanto el contraste administrado para la primera perfusión habrá quedado retenido en el área de necrosis y puede normalizar falsamente la perfusión.

2.2.6 Estudio de realce tardío de contraste

Haber administrado contraste en los estudios de perfusión a una dosis total de 0,15-0,2 mmol/kg permite aprovechar el mismo para finalizar el protocolo con un estudio de contraste tardío, aunque no haya sospecha clínica de infarto previo. Para ello se aplican las secuencias *IR-TFE* tal como se ha referido en el

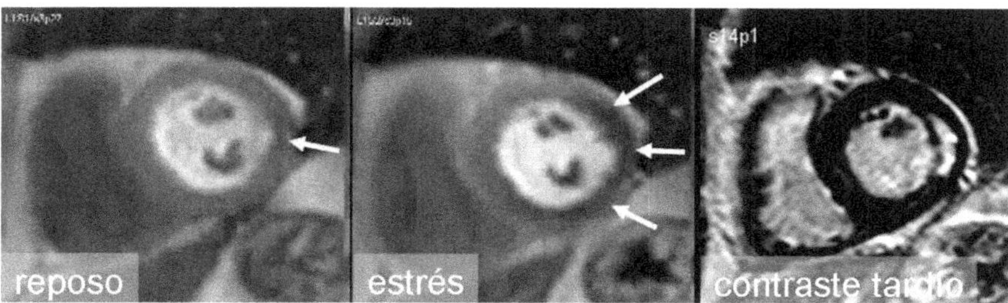

Figura 2.7

capítulo 1, guardando un intervalo de tiempo de por lo menos 5 minutos desde la última administración de contraste.

2.3 Protocolo del estudio de CRM de inducción de isquemia con dobutamina

Los estudios de estimulación con dobutamina siguen el siguiente protocolo:

Secuencia	*Balanced TFE*	*Balanced TFE*	*Balanced TFE*	Perfusión
Información	Cine dos y cuatro cámaras: función	Cine múltiple en eje corto: función	Dobutamina (+ atropina)	Primer paso bajo dobutamina

	Espera (10 min)	Perfusión	Espera (5 min)	*IR-TFE* tardía
→		Primer paso en reposo		Necrosis y viabilidad

2.3.1 Cines longitudinales y transversales múltiples

En este caso se practica el estudio de volúmenes y de función ventricular completo antes de iniciar la estimulación farmacológica, con arreglo al protocolo descrito en el capítulo 1.

2.3.2 Estudio de la función con dobutamina

Se programan series de cine de tres cortes en orientación del eje corto y de los ejes largos (véase la figura 1.23 del capítulo 1), que se adquieren en dos periodos de apnea (uno por cada serie de tres cines). Estas adquisiciones se repetirán al final de cada estadio de estimulación con dobutamina, la cual se inicia a una dosis de 5 µg/kg/min que se incrementa cada 3 minutos a 10, 20, 30 y 40 µg/kg/min. La infusión se realiza con el paciente en el tubo, y es preciso determinar en cada estadio la presión arterial y la frecuencia cardiaca, así como atender a una posible presentación de síntomas. En caso de no alcanzar el 85 % de la frecuencia cardiaca máxima teórica (220 − edad del paciente en años) con la dosis de 40 µg/kg/min, se administran 0,5 mg de atropina directa, que puede repetirse a los 2 minutos si no se logra la frecuencia deseada, hasta una dosis máxima de 1,5 mg.

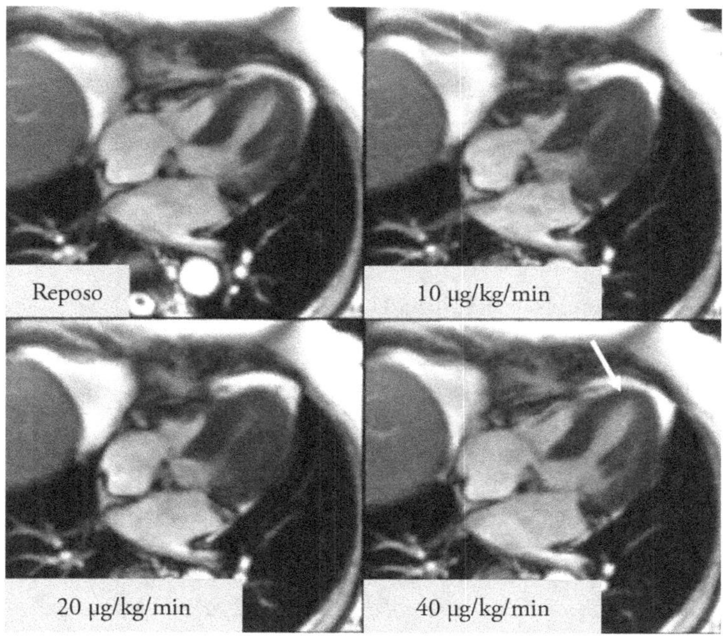

Figura 2.8

El análisis de los estudios de función durante la estimulación persigue detectar la inducción de defectos de contractilidad regional con dosis crecientes de dobutamina. Para ello es preciso examinar especialmente las fases sistólicas de cada estadio, en las que se podrá apreciar la hipocinesia inducida (véase la figura 2.8, flecha).

2.3.3 *Estudios de perfusión con dobutamina*

Aunque no es estrictamente necesario en un estudio de inducción de isquemia por estimulación con dobutamina, si el paciente tolera de manera aceptable el procedimiento, y dado que hay que completar el estudio con las secuencias de contraste tardío, es razonable obtener una secuencia de perfusión durante la estimulación máxima con dobutamina. Tras un periodo de reposo de 10 minutos, en el cual el paciente se habrá recuperado del efecto de la medicación, espontáneamente o mediante metoprolol intravenoso, puede practicarse el estudio de reposo, con la dosis habitual de contraste para las secuencias de primer paso. La información así obtenida complementará los estudios de función durante la estimulación con dobutamina.

2.3.4 Estudio de realce tardío de contraste

Se practica como último paso, siguiendo el protocolo descrito anteriormente.

3 Estudio de función y viabilidad

Un buen número de pacientes con cardiopatía isquémica, en especial aquellos con enfermedad multivascular, necrosis previas y disfunción ventricular izquierda, tan sólo requieren información sobre la función y la viabilidad miocárdica, a efectos de determinar la posible recuperación y sentar la indicación de revascularización. En este caso el estudio es más simple y se ajusta a los pasos del siguiente esquema.

Secuencia	*Balanced TFE*	*Balanced TFE*	*IR-TFE* tardía	*Balanced TFE*
Información	Cine dos y cuatro cámaras: función	Cine múltiple en eje corto: función	Necrosis y viabilidad	Dobutamina a dosis bajas

Las secuencias de función y de contraste tardío se practican con arreglo a los protocolos ya comentados. Puede considerarse la adición de una secuencia de función bajo estimulación con dobutamina a dosis bajas (5, 10 y 20 µg/kg/min) en caso de que se demuestren regiones de realce tardío de contraste con extensión transmural de cerca del 50%, con lo que la demostración de la presencia de reserva contráctil con la dobutamina es un argumento adicional a favor de la viabilidad de dicho territorio.

Bibliografía recomendada

Gebker R, Jahnke C, Manka R, Hucko T, Schnackenburg B, Kelle S, *et al.* The role of dobutamine stress cardiovascular magnetic resonance in the clinical management of patients with suspected and known coronary artery disease. J Cardiovasc Magn Reson. 2011; 13: 46.

Gerber B, Raman S, Nayak K, Epstein FH, Ferreira P, Axel L, *et al.* Myocardial first-pass perfusion cardiovascular magnetic resonance: history, theory, and current state of the art. J Cardiovasc Magn Reson. 2008; 10: 32.

Kim HW, Farzaneh-Far A, Kim RJ. Cardiovascular magnetic resonance in patients with myocardial infarction. Current and emerging applications. J Am Coll Cardiol. 2010; 55: 1-16.

Mahrholdt H, Klem I, Sechtem U. Cardiovascular MRI for the detection of myocardial viability and ischemia. Heart. 2007; 93: 122-9.

Mather AN, Lockie T, Nagel E, Marber M, Perera D, Redwood S, *et al.* Appearance of microvascular obstruction on high resolution first-pass perfusion, early and late gadolinium enhancement CMR in patients with acute myocardial infarction. J Cardiovasc Magn Reson. 2009; 11: 33.

Perazzolo Marra M, Lima JA, Iliceto S. MRI in acute myocardial infarction. Eur Heart J. 2011; 32: 284-93.

Schwitter J, Arai A. Assessment of cardiac ischaemia and viability: role of cardiovascular magnetic resonance. Eur Heart J. 2011; 32: 799-809.

Ubachs JFA, Engblom H, Erlinge D, Jovinge S, Hedström E, Carlsson M, *et al.* Cardiovascular magnetic resonance of the myocardium at risk in acute reperfused myocardial infarction: comparison of T2-weighted imaging versus the circumferential endocardial extent of late gadolinium enhancement with transmural projection. J Cardiovasc Magn Reson. 2010; 12: 18.

Zemrak F, Petersen SE. Late gadolinium enhancement CMR predicts adverse cardiovascular outcomes and mortality in patients with coronary artery disease: systematic review and meta-analysis. Prog Cardiovas Dis. 2011: 54: 215-29.

Notas

Capítulo 3

Protocolo de estudio de las miocardiopatías

Introducción

La cardio-resonancia magnética (CRM) es la técnica de referencia en el estudio de los volúmenes y de la función ventricular, lo que es fundamental para el diagnóstico y el seguimiento de los pacientes con miocardiopatía. No obstante, lo que realmente ha convertido esta técnica en indispensable en el estudio de las miocardiopatías es su capacidad de identificar la fibrosis miocárdica focal, información que nos permitirá orientar la etiología y que, además, en algunos casos puede tener implicaciones pronósticas. El protocolo de estudio más frecuente es el que se limita a un estudio de función y de contraste tardío como se indica en el siguiente esquema.

Secuencia	*Balanced TFE*	*Balanced TFE*	*IR-TFE* tardía
Información	Cine dos, cuatro y tres cámaras: función	Cine múltiple en eje corto: función	Necrosis y/o fibrosis focal

1   Miocardiopatía dilatada

La sospecha clínica de miocardiopatía dilatada, o la detección por ecocardiografía de una disfunción ventricular izquierda de origen no aclarado, son causa frecuente de estudio por CRM, ya que ésta puede precisar los volúmenes de ambos ventrículos, su función, y orientar el diagnóstico diferencial.

1.1   *Cines* **Balanced TFE:** *estudio de la función ventricular*

Siguiendo el protocolo descrito en el primer capítulo (véanse las figuras 1.3 a 1.7 del capítulo 1), se obtendrán secuencias de cine en planos longitudinales vertical y horizontal, así como cines múltiples cubriendo toda la extensión del corazón. A partir de esta última se realizarán cálculos de volúmenes y de fracción de eyección ventricular, y se analizará la contractilidad segmentaria (véanse las figuras 1.8 a 1.11 del capítulo 1).

1.2   *Secuencia* **IR-TFE** *tardía:* *estudio de necrosis*
y/o de fibrosis miocárdica focal

La secuencia de contraste tardío se realiza siguiendo los pasos descritos en el capítulo 1, con el correspondiente ajuste del tiempo de inversión de acuerdo con la secuencia *Look-Locker* (véase la figura 1.16 del capítulo 1). Esta secuencia nos permite realizar el diagnóstico diferencial en cuanto al origen de la miocardiopatía. Las miocardiopatías de origen isquémico presentan en mayor o menor extensión realce tardío, que además siempre afecta al endocardio, lo que indica la presencia de necrosis miocárdica isquémica (véase la figura 3.1, flechas en el panel izquierdo) , tenga o no el paciente clínica previa de infarto de miocardio. Por el contrario, la mayor parte de las miocardiopatías dilatadas idiopáticas no presentan realce tardío, y cuando se identifica, cosa que sucede en aproximadamente un tercio de todos los casos, muestra un patrón lineal o focal intramiocárdico, con el endocardio preservado, y en

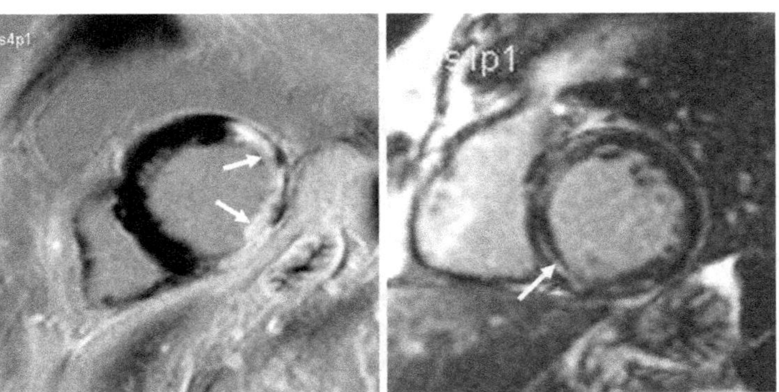

Figura 3.1

este caso se atribuye a fibrosis miocárdica focal (véase la figura 3.1, flecha en el panel derecho).

2   Miocardiopatía hipertrófica

La CRM se ha convertido en una técnica especialmente útil para el estudio diagnóstico y en la estratificación pronóstica de la miocardiopatía hipertrófica. Por un lado, mediante las secuencias de cine-RM podremos definir con precisión la distribución anatómica del proceso y el fenotipo, así como determinar de forma exacta el grosor parietal en todos los segmentos, lo cual es de gran utilidad en los casos con distribuciones atípicas, que pueden pasar desapercibidos por ecocardiografía. Por otra parte, la posibilidad de identificar una fibrosis intramiocárdica focal y su extensión constituye un aspecto de gran interés de la técnica, pues permite complementar el diagnóstico anatómico con información tisular, que ha demostrado tener valor de estratificación pronóstica.

2.1   *Cines* Balanced TFE: *estudio de la función ventricular*

El protocolo será el mismo descrito para la miocardiopatía dilatada, pero añadiendo un plano longitudinal de tres cámaras que nos permitirá detectar si hay flujo turbulento en el tracto de salida del ventrículo izquierdo que sugiera una obstrucción dinámica a ese nivel (véase la figura 3.2, flecha blanca), así como

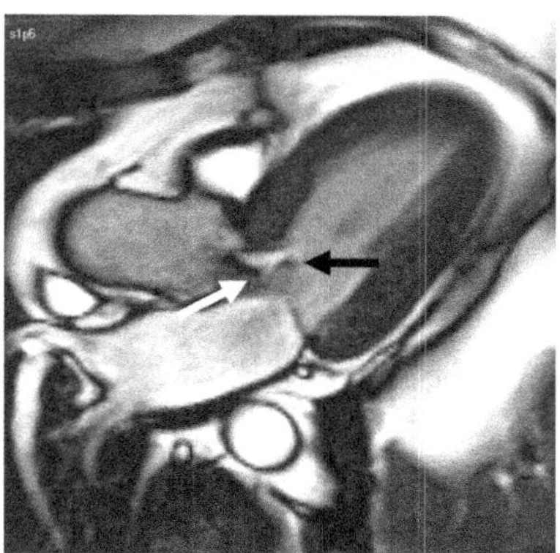

Figura 3.2

valorar la existencia de un movimiento sistólico anterior mitral (véase la figura 3.2, flecha negra).

2.2   Secuencia IR-TFE *tardía: estudio de necrosis y/o de fibrosis miocárdica focal*

La secuencia de contraste tardío se obtiene según el protocolo descrito (véase el capítulo 1) y permite identificar, hasta en un tercio de los pacientes con miocardiopatía hipertrófica, focos de fibrosis intramiocárdica de distinta cuantía (véase la figura 3.3, flechas), generalmente en los segmentos con mayor grado de hipertrofia, pero en cualquier caso sin una distribución correspondiente al territorio de una arteria coronaria en particular. Aunque el valor pronóstico de este hallazgo está todavía por determinar, hay evidencia de que la presencia y la extensión de la fibrosis intramiocárdica en esta situación son marcadores de mal pronóstico, tanto en cuanto a la evolución de la enfermedad hacia el remodelado ventricular izquierdo, con disfunción sistólica progresiva, como a la presentación de arritmias potencialmente graves. La presencia de fibrosis intramiocárdica no ha demostrado ser un factor de riesgo independiente en la miocardiopatía hipertrófica, dada la alta prevalencia de fibrosis miocárdica focal en esta población y la baja tasa de eventos que se observa en la práctica, que requeriría estudios con series muy grandes y con largos periodos de observación. Por ello, la decisión de implantar un desfibrilador no debe basarse únicamente en su hallazgo, aunque sí puede ser de ayuda en la toma de decisiones terapéuticas en aquellos pacientes en quienes la estratificación convencional del riesgo no sea definitoria.

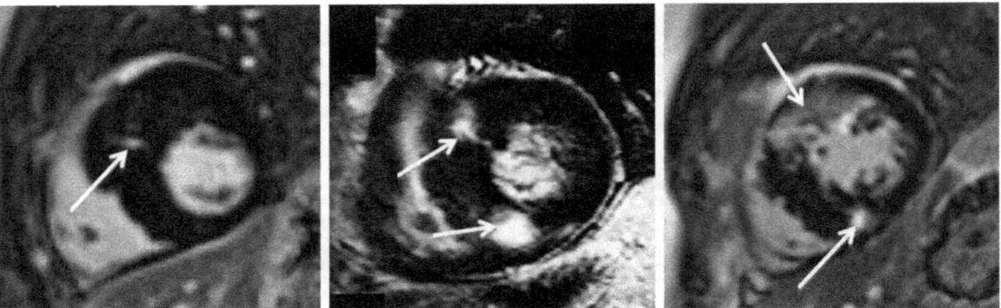

Figura 3.3

3   Miocardiopatía no compactada

Se trata de una miocardiopatía genética cuyo fenotipo presenta una extensa red de miocardio trabeculado que se interpreta como un defecto en el normal desarrollo del proceso de compactación miocárdica fetal. Se asocia con frecuencia a dilatación ventricular y disfunción sistólica, siendo esta última un elemento determinante del pronóstico. El hecho de que pueda presentarse en ausencia de disfunción ventricular, así como la relativa prominencia de trabéculas intraventriculares en corazones por lo demás normales, hacen que en ocasiones el diagnóstico sea incierto. La sospecha ecocardiográfica de un defecto de compactación es causa frecuente de estudio por CRM.

En la exploración de CRM se aplica el protocolo básico descrito, y es exigible como criterio diagnóstico una relación entre la extensión de miocardio no compactado y compactado de 2,3, medida sobre un plano longitudinal de la secuencia de cine *Balanced TFE* en diástole (véase la figura 3.4). Aunque no se han determinado la prevalencia ni el significado de la fibrosis intramiocárdica en esta afección, el estudio de contraste tardío también tiene interés, como en la miocardiopatía dilatada, a efectos de estratificación pronóstica.

4   Miocardiopatías infiltrativas

La afección más relevante de este grupo es la amiloidosis, que consiste en el depósito extracelular de material fibrinoide insoluble de naturaleza proteica que interfiere en la función normal del órgano en que se localiza, en este caso

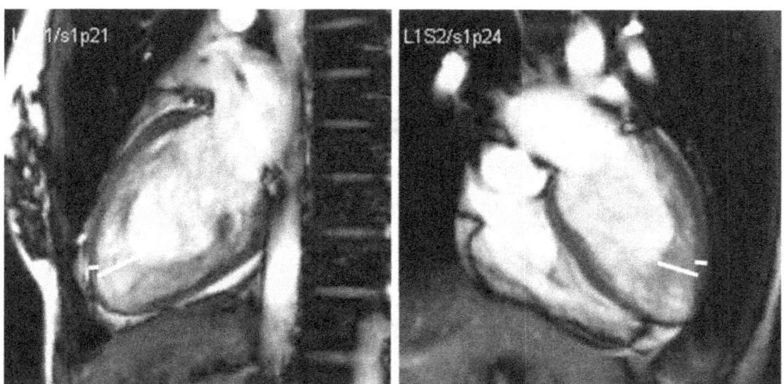

Figura 3.4

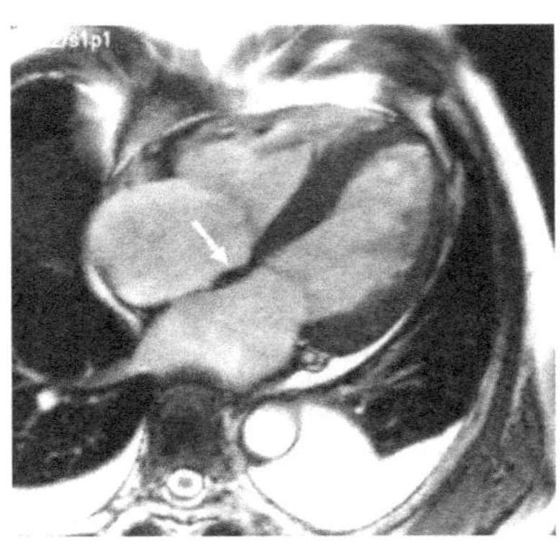

Figura 3.5

el miocardio. La afectación miocárdica tiene lugar en más del 90 % de los pacientes con amiloidosis sistémica, aunque sólo la mitad de ellos presentan clínica, en forma de insuficiencia cardiaca por disfunción diastólica, siendo rara la presentación exclusivamente cardiaca. Para el estudio de la amiloidosis cardiaca por CRM se sigue el esquema general de estudio de las miocardiopatías antes comentado. Las secuencias de cine suelen mostrar una hipertrofia ventricular difusa, una función sistólica normal o ligeramente reducida, y dilatación e hipertrofia biauriculares, en especial del tabique interauricular (véase la figura 3.5, flecha). Estos hallazgos no son exclusivos de la amiloidosis, por lo que las secuencias de contraste tardío tienen una especial relevancia. De hecho, el diagnóstico se sospecha al practicar las secuencias *Look-Locker,* en las cuales no es posible anular la señal del miocardio, independientemente del tiempo de inversión, dado el carácter difuso del proceso y la práctica ausencia de tejido miocárdico sano. En efecto, las imágenes *IR-TFE* de contraste tardío presentan un patrón de realce tardío subendocárdico y difuso (véase la figura 3.6), que es muy característico de esta enfermedad, con la particularidad de que en la amiloidosis las imágenes de realce tardío pueden obtenerse ya a los 5 minutos de la inyección del contraste.

En la enfermedad de Fabry hay una mutación del gen que codifica la enzima α-galactosidasa, cuyo déficit condiciona una acumulación de sustancias lipídicas en los lisosomas. El estudio de CRM pone de manifiesto una hipertrofia ventricular izquierda, también inespecífica, y es de nuevo el estudio de contraste tardío el que pone sobre la pista de la enfermedad, ya que hasta en un 50 % de

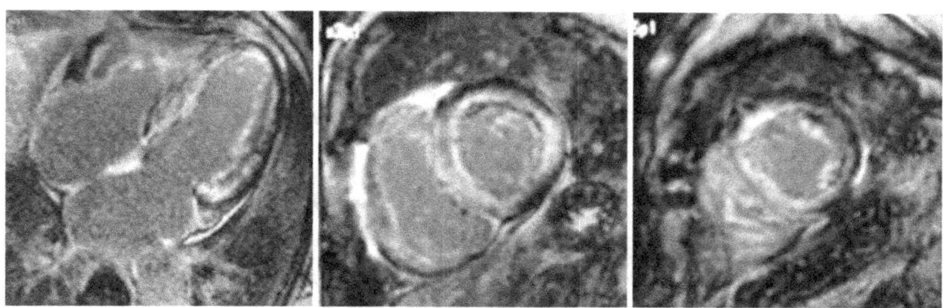

Figura 3.6

los casos puede observarse en la CRM un patrón de realce tardío intramiocárdico que se localiza de forma característica en el segmento inferolateral basal (véase la figura 3.7).

5   Enfermedad de Chagas

La enfermedad de Chagas es una enfermedad parasitaria crónica, endémica en las regiones tropicales de América, causada por una infección por *Trypanosoma cruzi*. La afectación cardiaca clínicamente manifiesta se presenta en un 30 % a un 40 % de los casos, y es la complicación más grave, en la cual se demuestra, en la anatomía patológica, una fibrosis miocárdica avanzada. El protocolo de estudio de CRM consiste igualmente en un estudio de la función ventricular y de contraste

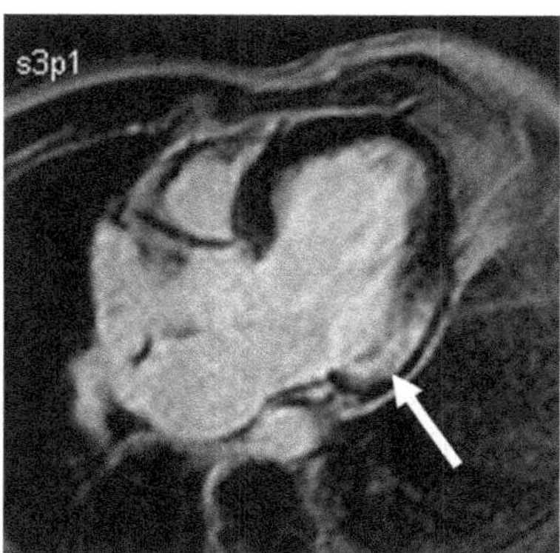

Figura 3.7

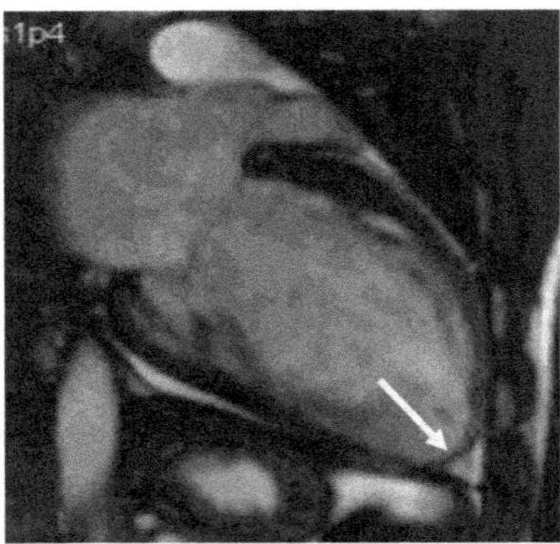

Figura 3.8

tardío. En las secuencias de cine pueden observarse alteraciones segmentarias de la contractilidad, en especial con adelgazamiento parietal y aneurismas de la región apical ventricular (véase la figura 3.8, flecha), mientras que las de contraste tardío evidencian una fibrosis miocárdica regional, cuya extensión, además, se relaciona con la gravedad de la disfunción sistólica ventricular.

6   Sarcoidosis

La sarcoidosis es una enfermedad multisistémica granulomatosa de carácter autoinmunitario y de origen desconocido, que en aproximadamente un 7 %

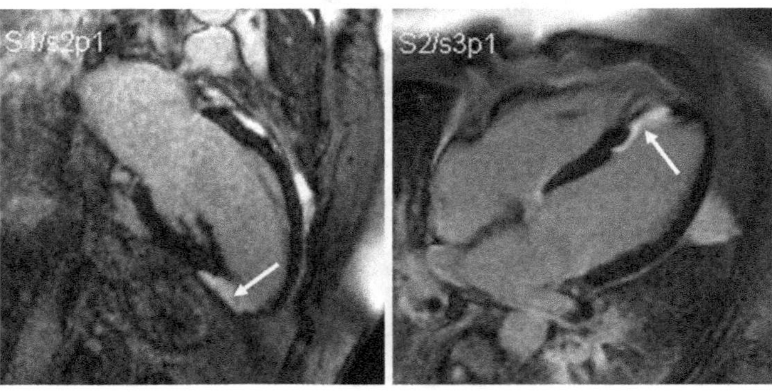

Figura 3.9

de los casos condiciona una afectación cardiaca sintomática, aunque ésta puede estar presente de forma subclínica hasta en el 25 % de todos los pacientes con sarcoidosis. En este caso, el patrón de realce tardío es variado, pues puede ser de tipo aparentemente isquémico o no isquémico, parcheado, con una distribución que no sigue la de un territorio coronario (véase la figura 3.9). El protocolo de estudio debe incluir secuencias potenciadas en T2 para detectar un edema miocárdico como expresión de un proceso inflamatorio activo. De esta manera podría monitorizarse la respuesta al tratamiento con glucocorticoides, ya que si bien las áreas fibrosadas que presentan realce tardío no desaparecen tras éste, la presencia de edema miocárdico sí puede hacerlo si el tratamiento es efectivo. El esquema sería:

Secuencia	*Balanced TFE*	*Balanced TFE*	*STIR*	*IR-TFE* tardía
Información	Cine dos, cuatro y tres cámaras: función	Cine múltiple en eje corto: función	Edema miocárdico	Necrosis y/o fibrosis focal

7 Miocarditis

La miocarditis es una inflamación miocárdica de origen viral, directa o mediada inmunitariamente, que cursa en su fase aguda con edema celular, necrosis y áreas de fibrosis inflamatoria. La miocarditis es una causa reconocida de muerte súbita en adultos jóvenes, y debe ser considerada en todo paciente con clínica de síndrome coronario agudo, elevación de los biomarcadores miocárdicos y aparente ausencia de lesiones coronarias angiográficas.

En caso de sospecha de miocarditis, el protocolo de estudio básico por CRM de las enfermedades del miocardio debe complementarse con dos tipos de secuencias adicionales. Por un lado, con una serie *STIR* en planos longitudinales y transversales, que informa sobre el edema regional miocárdico (véase la figura 3.10, flechas); por otro, también con secuencias *TSE* potenciadas en T1 antes e inmediatamente (1-2 minutos) después de administrar contraste, que aportan información sobre la presencia de hiperemia por vasodilatación regional en el miocardio inflamado.

La valoración de las imágenes *TSE*-T1 se hace mediante la denominada *ratio* de realce precoz miocárdico (RPM), por la que se cuantifica el incremento de la intensidad de la señal (IS) miocárdica (mioc) tras la administración de gadolinio

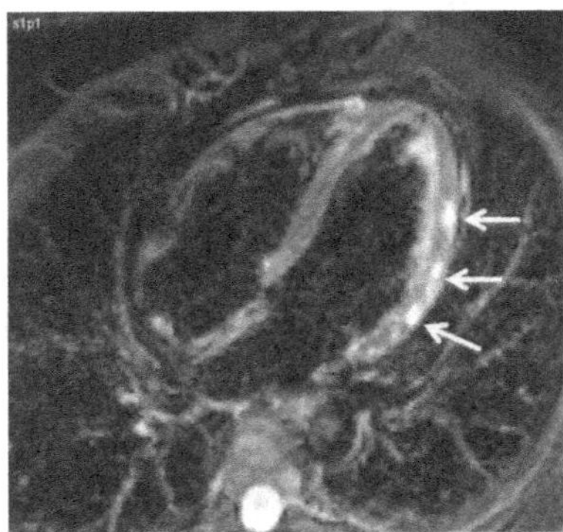

Figura 3.10

(Gad), normalizada por la observada en el músculo esquelético (esq) (véase la figura 3.11):

$$Ratio \text{ RPM} = \frac{\dfrac{IS_{mioc} \text{ POST Gad} - IS_{mioc} \text{ PRE Gad}}{IS_{mioc} \text{ PRE Gad}}}{\dfrac{IS_{esq} \text{ POST Gad} - IS_{esq} \text{ PRE Gad}}{IS_{esq} \text{ PRE Gad}}}.$$

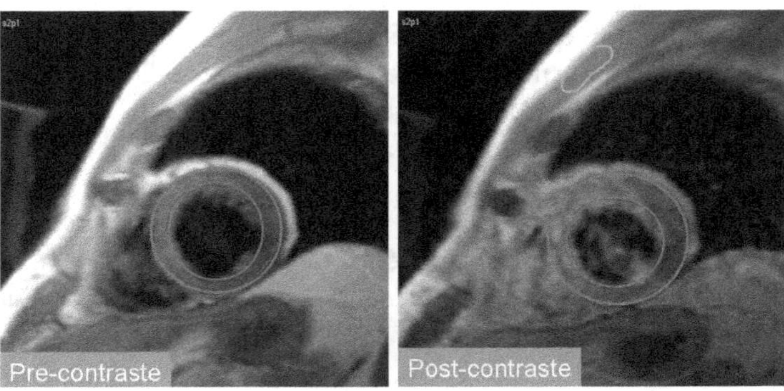

Figura 3.11

Aunque un aumento manifiesto de la intensidad de la señal miocárdica tras el contraste puede detectarse visualmente, el cálculo de la *ratio* resulta más específico y se considera positivo cuando es >4.

Así, el protocolo de estudio de las miocarditis por CRM sigue el esquema mostrado a continuación.

Secuencia	*Balanced TFE*	*Balanced TFE*	*TSE*-T1 basal	*STIR*
Información	Cine dos, cuatro y tres cámaras: función	Cine múltiple en eje corto: función	Hiperemia	Edema miocárdico

TSE-T1 post-Gad	*IR-TFE* tardía
Hiperemia	Necrosis y/o fibrosis focal

Tenemos con ello un conjunto de informaciones de gran valor en el diagnóstico de miocarditis. Por un lado, la valoración de la función ventricular, global y segmentaria, cuya normalidad no excluye el diagnóstico; por otro, la detección de hiperemia tisular, edema miocárdico y, como elemento esencial, la identificación de áreas de fibrosis mediante las secuencias de realce tardío, que característicamente muestran un patrón no isquémico, subepicárdico y parcheado en la mayoría de los casos, que se localiza preferentemente en la cara lateral (véase la figura 3.12). Existen, no obstante, patrones intramiocárdicos con extensión a otros segmentos, que en presencia de un cuadro clínico compatible también apoyarían el diagnóstico de miocarditis.

A efectos prácticos, se estima que el diagnóstico de miocarditis por CRM debe incluir al menos dos de los tres criterios siguientes:

- Aumento de la intensidad de la señal en *STIR,* indicativo de edema miocárdico.
- Aumento de la *ratio* de intensidad de señal post-Gad en *TSE*-T1, indicativo de hiperemia.
- Presencia de realce tardío focal, con un patrón no isquémico, indicativo de fibrosis focal.

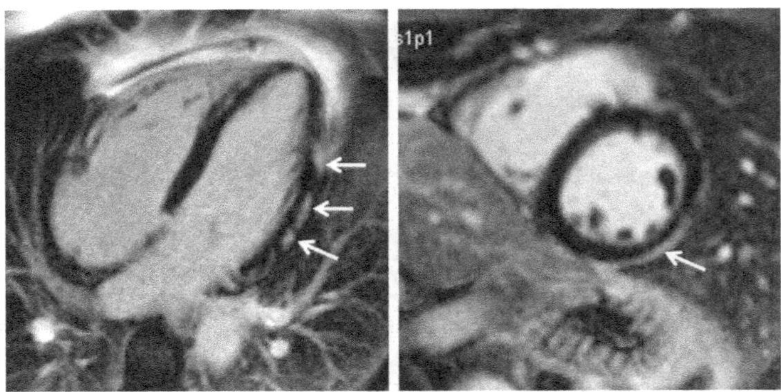

Figura 3.12

La observación, además, de disfunción contráctil ventricular, global o regional, y/o derrame pericárdico, supone argumentos adicionales para apoyar el diagnóstico.

8   Miocardiopatía arritmogénica ventricular derecha (MAVD)

También conocida como displasia arritmogénica ventricular derecha, se trata de una enfermedad genética del músculo cardiaco que cursa con arritmias malignas y en ocasiones muerte súbita. Histopatológicamente se caracteriza por presentar una sustitución del miocardio normal por tejido fibroadiposo, lo que condiciona una alteración funcional, así como un sustrato arritmogénico. La MAVD afecta de manera predominante al ventrículo derecho, pero también hay afectación del izquierdo, o de ambos, en una proporción considerable de los pacientes.

Aunque la CRM es un elemento diagnóstico importante, y de hecho la sospecha de displasia es frecuente como motivo de estudio, el papel de la técnica se engloba dentro de un algoritmo diagnóstico general que incluye otros criterios, además de los derivados de la imagen, como son antecedentes familiares, alteraciones electrocardiográficas, presencia y tipo de arritmias, e incluso datos de análisis tisular por biopsia endomiocárdica.

Los hallazgos de CRM que se consideran actualmente en el algoritmo diagnóstico de la MAVD se concretan en la presencia de acinesia o discinesia focal

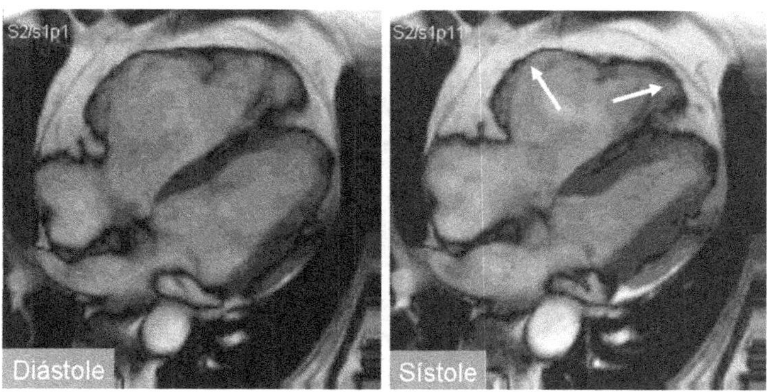

Figura 3.13

de la pared del ventrículo derecho (véase la figura 3.13, flechas), junto con dilatación y/o disfunción sistólica de la cavidad. Ambos criterios (alteración segmentaria y disfunción global) son obligados, pero el volumen telediastólico del ventrículo derecho (VTDVD) y la fracción de eyección ventricular derecha (FEVD) determinan que se trate de un criterio diagnóstico mayor o menor dentro del algoritmo. Así:

- Criterio mayor: alteración de la contractilidad regional ventricular derecha + VTDVD (indexado) ≥ 110 ml/m^2 en el hombre y ≥ 100 ml/m^2 en la mujer, y/o FEVD $\leq 40\%$.
- Criterio menor: alteración de la contractilidad regional ventricular derecha + VTDVD (indexado) ≥ 100 y < 110 ml/m^2 en el hombre y ≥ 90 y < 100 ml/m^2 en la mujer y/o FEVD $> 40\%$ y $\leq 45\%$.

Puesto que el diagnóstico de certeza de MAVD requiere al menos dos criterios mayores (o uno mayor y dos menores, o bien cuatro menores), se deduce que los hallazgos positivos de un estudio de CRM tal como los hemos referido no permiten, en ausencia de cualquier otro criterio, más que el diagnóstico de «posible» MAVD.

Aunque la base histopatológica de la enfermedad es la sustitución fibroadiposa del miocardio ventricular derecho, el hallazgo aparente de tejido graso o de fibrosis miocárdica focal mediante el realce tardío no se ha incluido como criterio diagnóstico por lo problemático de su análisis, dado el escaso grosor de

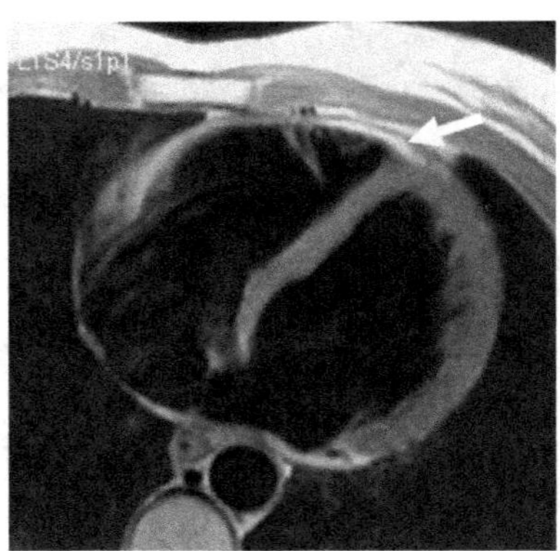

Figura 3.14

la pared del ventrículo derecho y la presencia de grasa parietal en los individuos normales (véase la figura 3.14, flecha).

El protocolo de estudio completo incluye los siguientes pasos:

Secuencia	*Balanced TFE*	*Balanced TFE*	*Balanced TFE*	*Balanced TFE*
Información	Cine dos, cuatro y tres cámaras: función	Cine múltiple en eje corto: función	Cámara en entrada ventrículo derecho: función	Cámara en salida ventrículo derecho: función

	TSE-T1 axial	*STIR* axial	*IR-TFE* tardía
→	Caracterización de la pared del ventrículo derecho	Grasa parietal	Necrosis y/o fibrosis focal

Puesto que la valoración funcional del ventrículo derecho es determinante en el algoritmo diagnóstico de esta afección, el protocolo de estudio deberá centrarse fundamentalmente en una valoración exhaustiva de su contractilidad global y segmentaria. Ello es la causa de que, además de realizar el protocolo estándar de estudio de la función (véanse las figuras 1.3 a 1.7 del capítulo 1), se obtengan secuencias de cine en planos longitudinales verticales de la cámara de entrada del ventrículo derecho, y sagitales orientados en la cámara de salida del ventrículo derecho, para así poder valorar la motilidad en todas las áreas que integran el conocido como «triángulo de la displasia»: cámara de entrada, infundíbulo y ápex del ventrículo derecho.

Las secuencias *STIR* se practican en caso de imagen de sospecha de tejido graso en la pared ventricular derecha en las *TSE*-T1, ya que, aunque no considerado en el algoritmo diagnóstico, es importante el hallazgo de una infiltración adiposa en la pared del ventrículo derecho, en especial si se acompaña de alteración segmentaria de la contractilidad y de fibrosis miocárdica focal en el ventrículo derecho (o en el izquierdo) en el estudio de contraste tardío. Se trata de un dato que apoya el diagnóstico de mocardiopatía arritmogénica, y aunque sea como hallazgo aislado obliga a un estudio y un seguimiento exhaustivos, ya que puede tratarse de un signo incipiente de MAVD. La serie *STIR* y la *IR-TFE* tardía son opcionales, ya que pueden obviarse en ausencia de alteraciones funcionales y de sospecha de tejido adiposo en la pared del ventrículo derecho. Es importante considerar que, en caso de practicar un estudio de contraste tardío, al protocolo de adquisición habitual (véase el capítulo 1) hay que añadirle planos en las orientaciones longitudinal vertical del ventrículo derecho y sagital orientadas sobre el infundíbulo.

9 Miocardiopatía por depósito de hierro

El depósito miocárdico anormal de hierro puede presentarse en las hemocromatosis hereditarias y en las anemias crónicas que precisan transfusiones continuadas, como la talasemia mayor. Su detección es importante, ya que la miocardiopatía por depósito de hierro puede conducir a una insuficiencia cardiaca si no se trata precozmente.

La CRM permite estimar la concentración de hierro miocárdico midiendo el tiempo de relajación T2*, parámetro que se relaciona con el grado de no homogeneidad del tejido en estudio, el cual se ve alterado por la presencia de hierro, que acorta sensiblemente el T2* . Un T2* miocárdico < 20 ms (1,5 T) implica una sobrecarga férrica importante que se asocia a insuficiencia cardiaca. Para medir el T2* del miocardio se utiliza una secuencia estática de eco gradiente con la cual se obtienen varias imágenes en un mismo plano, pero con tiempos de eco (TE) crecientes: 2,6, 4,6, 6,6, 8,6, 10,6, 12,6, 14,6 y 16,7. Se traza un área de interés en el tabique interventricular (en la misma posición en todas las imágenes) para calcular la IS en cada imagen de las correspondientes a los distintos TE (véase la figura 3.15). Los datos pueden elaborarse manualmente

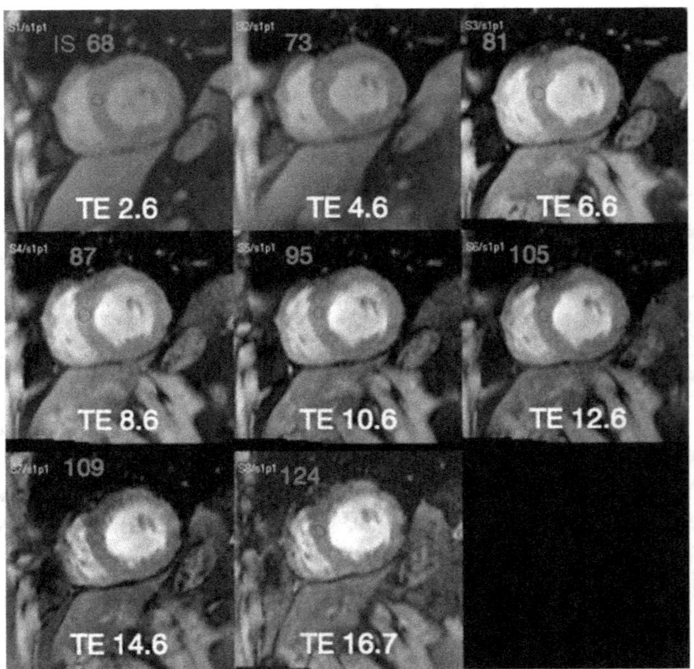

Figura 3.15

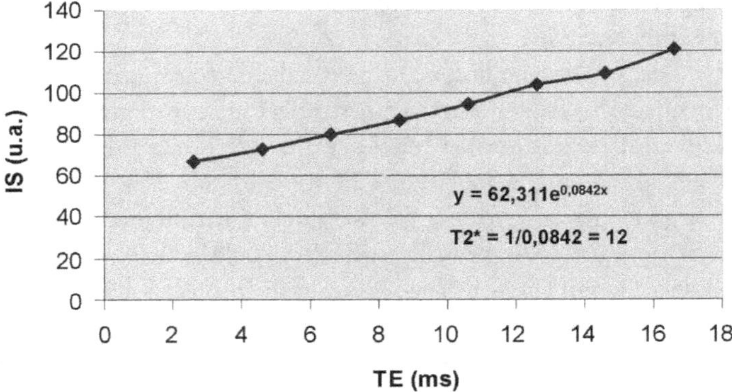

Figura 3.16

transportándolos a un gráfico (p. ej. en Excel), donde computando IS y TE se obtiene la curva de caída de T2*, cuyo valor numérico viene dado por un cálculo logarítmico exponencial (véase la figura 3.16).

Bibliografía recomendada

Friedrich MG, Sechtem U, Schulz-Menger J, Holmvang G, Alakija P, Cooper LT, *et al.* Cardiovascular magnetic resonance in myocarditis: a JACC white paper. J Am Coll Cardiol. 2009; 53: 1475-87.

Jain A, Tandri H, Calkins H, Bluemke DA. Role of cardiovascular magnetic resonance imaging in arrhythmogenic right ventricular dysplasia. J Cardiovasc Magn Reson. 2008; 10: 32.

Karamitsos TD, Francis JM, Myerson S, Selvanayagam JB, Neubauer S. The role of cardiovascular magnetic resonance imaging in heart failure. J Am Coll Cardiol. 2009; 54: 1407-24.

Kirk P, Roughton M, Porter JB, Walker JM, Tanner MA, Patel J, *et al.* Cardiac T2* magnetic resonance for prediction of cardiac complications in thalassemia major. Circulation. 2009; 120: 1961-8.

Marcus FI, McKenna WJ, Sherrill D, Basso C, Bauce B, Bluemke DA, *et al.* Diagnosis of arrhythmogenic right ventricular cardiomyopathy/dysplasia. Proposed modifications of the task force criteria. Circulation. 2010; 121: 1533-41.

Maron MS. Clinical utility of cardiovascular magnetic resonance in hypertrophic cardiomyopathy. J Cardiovasc Magn Reson. 2012; 14: 13.

Oechslin E, Jenni R. Left ventricular non-compaction revisited: a distinct phenotype with genetic heterogeneity? Eur Heart J. 2011; 32: 1446-56.

Patel MR, Cawley PJ, Heitner JF, Kelm I, Parker MA, Jaroudi WA, *et al.* Detection of myocardial damage in patients with sarcoidosis. Circulation. 2009; 120: 1969-77.

Vogelsberg H, Mahrholdt H, Deluigi CC, Yilmaz A, Kispert EM, Greulich S, *et al.* Cardiovascular magnetic resonance in clinically suspected cardiac amyloidosis: noninvasive imaging compared to endomyocardial biopsy. J Am Coll Cardiol. 2008; 51: 1022-30.

Notas

Capítulo 4

Protocolo de estudio del pericardio

Introducción

Aunque las técnicas de imagen han facilitado el diagnóstico de la patología del pericardio y la ecocardiografía sigue siendo la de primera elección, con cierta frecuencia ésta se ve limitada por imágenes de difícil interpretación o bien por discrepancias con otros hallazgos clínicos. Es importante, por ello, la aportación de la cardio-resonancia magnética (CRM), cuyas ventajas se basan en el amplio campo de visión que proporciona y su capacidad de caracterización tisular y de estudio dinámico de la repercusión de la enfermedad pericárdica sobre las cavidades ventriculares, además de la propia información sobre la función miocárdica. Es preciso mencionar también que la tomografía computarizada tiene un papel en el estudio de las enfermedades del pericardio, en especial en la detección de la calcificación pericárdica, un hallazgo en ocasiones determinante para el diagnóstico de constricción, y para la cual la ecocardiografía y la CRM resultan limitadas.

1 Protocolo de secuencias para el estudio de la patología pericárdica

1. *Secuencias localizadoras* (véase la figura 1.2 del capítulo 1): son útiles para visualizar las dimensiones de la vena cava inferior y la presencia de derrame pleural y/o ascitis, como hallazgos extracardiacos potencialmente relacionados con patología pericárdica.

2. *Multicorte axial con secuencias* Turbo Spin-Echo *(TSE) potenciadas en T1* (véase la figura 1.13 del capítulo 1): permiten determinar el grosor y las características morfológicas del pericardio y detectar la presencia de derrame, además de evaluar la intensidad de la señal de éste.

3. *Multicorte en eje corto con secuencias* Short T1 Inversion Recovery *(STIR)* (véanse las figuras 1.1 a 1.14 del capítulo 1): aplicadas para la detección de edema pericárdico/miocárdico.

4. *Cines* Balanced TFE *longitudinales y de eje corto* (véanse las figuras 1.3 a 1.7 del capítulo 1): se utilizan para detectar derrame pericárdico, para el estudio de su dinámica y en el análisis de la función ventricular, en especial del patrón de motilidad del tabique.

5. *Cine* Balanced FFE *en tiempo real sobre eje corto en respiración forzada:* se aplica para la detección de signos de afectación hemodinámica mediante el análisis de la interdependencia ventricular (patrón de motilidad del tabique) y las variaciones morfológicas de las cavidades ventriculares.

6. *Secuencia de* tagging *miocárdico en planos de eje corto* (véase la figura 1.1 F del capítulo 1): es útil para analizar si están afectadas la rotación y la torsión ventricular por adherencia de las hojas pericárdicas.

7. *Secuencias* Inversion Recovery Turbo Field Echo (*IR-TFE*) en planos axiales y en planos longitudinales y de eje corto (véase la figura 1.17 del capítulo 1): obtenidas tras 10 minutos de la inyección de gadolinio a una dosis de 0,2 mmol/kg, están orientadas a la detección de realce tardío en el pericardio/miocardio.

1.1 Estudio morfológico del pericardio

El estudio morfológico del pericardio se basa en las secuencias *TSE*-T1 y *Balanced TFE*. En las secuencias *TSE*-T1 el pericardio normal se visualiza como una señal hipointensa, curvilínea y homogénea, que rodea el epicardio, limitada por la señal de alta intensidad de la grasa epicárdica y paracardiaca (véase la figura 4.1, flechas). La señal del pericardio corresponde a sus dos componentes, visceral y parietal, y a la pequeña cantidad de líquido ultrafiltrado plasmático fisiológico (10-50 ml) que pueda contener. El grosor máximo del pericardio normal medido por CRM es de 2 mm, y se considera definitivamente anormal un grosor superior

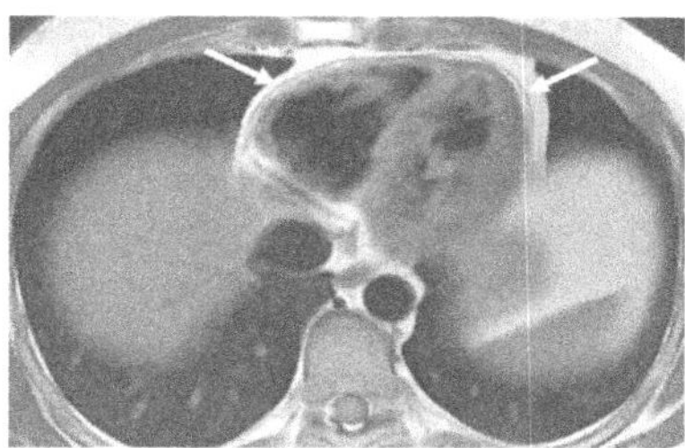

Figura 4.1

a 4 mm. Es importante identificar de manera adecuada los recesos pericárdicos superiores, a nivel de los grandes vasos, que pueden mostrar un mayor grosor incluso en el caso de un pericardio normal, si el paciente se halla en decúbito. La señal del pericardio no se observa necesariamente en toda su extensión, ya que en la pared libre lateral ventricular izquierda es más difícil de visualizar debido a la posible falta de grasa. Por ello, la ausencia congénita del pericardio, sea parcial o total, no puede afirmarse por la simple no presencia de señal del pericardio, sino por la herniación o el desplazamiento anormal de las cavidades cardiacas hacia el hemitórax izquierdo (véase la figura 4.2, flecha horizontal), sin una alteración de la posición de las estructuras mediastínicas (véase la figura 4.2, flecha vertical).

Tanto el aumento del espacio pericárdico mayor de 4 mm como la pérdida de regularidad de los bordes de la señal pericárdica, con zonas de engrosamiento irregular, indicarán la existencia de un pericardio patológico. En las secuencias *TSE*-T1, la presencia de un espacio pericárdico aumentado y con baja intensidad de señal puede corresponder tanto a un derrame (véase la figura 4.3, flecha en el

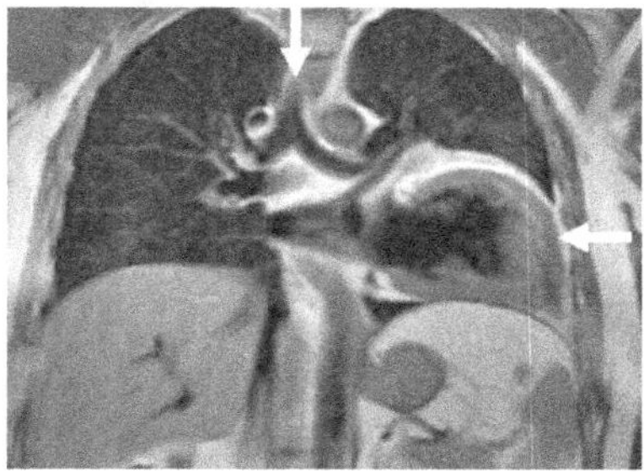

Figura 4.2

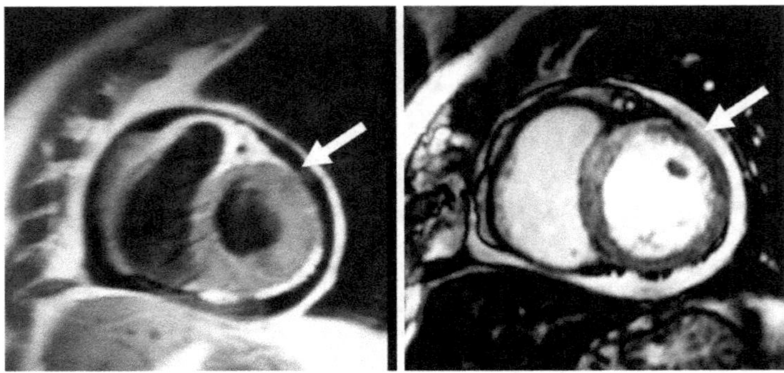

Figura 4.3

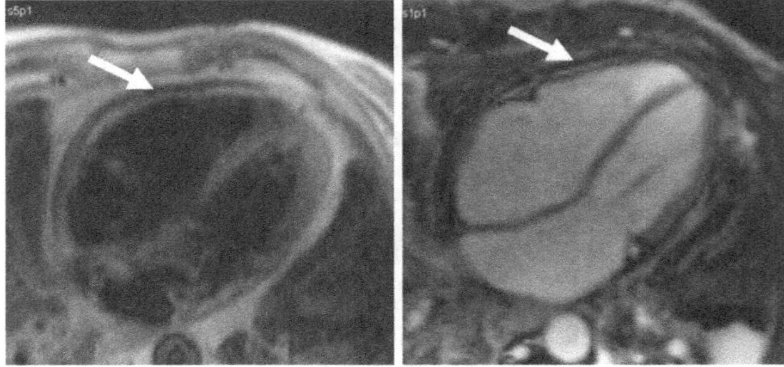

Figura 4.4

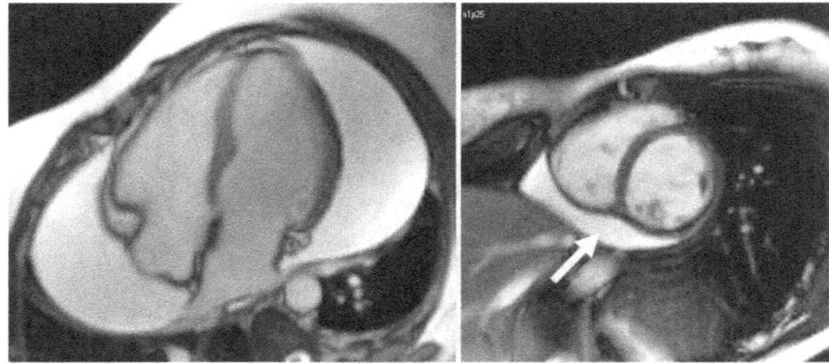

Figura 4.5

panel izquierdo) como a un engrosamiento de la serosa (véase la figura 4.4, flecha en el panel izquierdo). Deben analizarse entonces las secuencias de cine *Balanced TFE* en la misma orientación, en las cuales se comprobará una alta intensidad de la señal en caso de derrame pericárdico líquido (véase la figura 4.3, flecha en el panel derecho), y una persistencia de baja señal si hay engrosamiento sin derrame (véase la figura 4.4, panel derecho). La visualización de la secuencia de cine en movimiento también es útil en este sentido, ya que mostrará, si se trata de un derrame, cambios en las dimensiones del espacio pericárdico a lo largo del ciclo cardiaco, por redistribución del líquido, a diferencia del simple engrosamiento pericárdico, en el cual no vemos modificaciones cíclicas del grosor del pericardio. Aunque en general el derrame pericárdico es difuso, si bien ocupando las regiones declives del saco pericárdico (véase la figura 4.5, panel izquierdo), existen también derrames estrictamente localizados (véase la figura 4.5, flecha en el panel derecho).

1.2 *Estudio de caracterización tisular en la patología del pericardio*

La posibilidad de distinguir, por la intensidad de la señal en determinadas secuencias de CRM, la composición tisular de diferentes estructuras es un aspecto de interés en el estudio de la patología del pericardio; en primer lugar, para el propio diagnóstico diferencial de la presencia de derrame pericárdico, sobre todo anterior, que surge ocasionalmente en un estudio ecocardiográfico, y que con frecuencia corresponde a una proliferación adiposa epicárdica. En tal caso, las secuencias *TSE*-T1 mostrarán una clara diferencia entre la alta intensidad de la señal del tejido graso (véase la figura 4.6, flecha blanca) y la baja del posible derrame (véase la figura 4.6, flecha negra).

La naturaleza del líquido pericárdico en un derrame dará lugar a intensidades de señal distintas dependiendo del tipo de secuencia aplicada, cuyo análisis combinado puede permitir una aproximación a su caracterización. El siguiente gráfico sirve de guía orientativa:

	TSE-T1	*TSE*-T2	*Balanced TFE*
Trasudado	Baja	Alta	Alta
Exudado	Media	Media	Alta
Hemorragia	Alta	Alta	Alta

De igual manera, en caso de sospecha de quiste pericárdico, la utilización combinada de secuencias es útil para su confirmación, al presentarse con baja

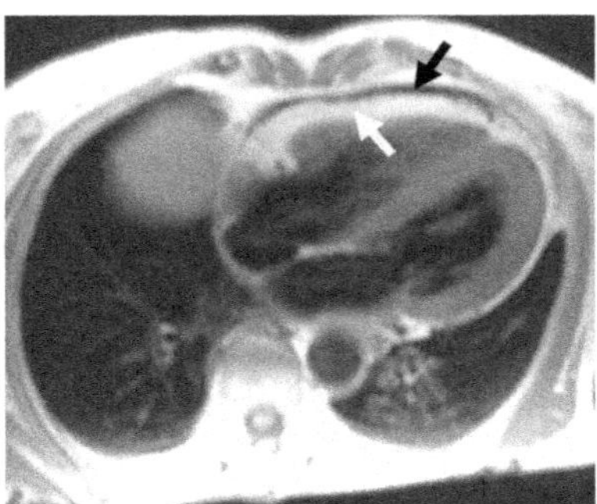

Figura 4.6

intensidad de señal en *TSE*-T1 (véase la figura 4.7, flecha en panel izquierdo) y muy alta en *TSE*-T2 (véase la figura 4.7, flecha en el panel derecho), lo que permite asegurar el contenido líquido, que es diagnóstico de quiste pericárdico.

El fenómeno de inflación pericárdica, sea aguda o crónica activa, da lugar, por un lado, efectivamente, a un aumento del grosor del pericardio visible en las secuencias *TSE*-T1 (véase la figura 4.8, flechas en el panel izquierdo), que puede ser transitorio en el caso de la pericarditis aguda y normalizarse en los estudios de seguimiento (véase la figura 4.8, flechas en el panel derecho). Por otra parte, si administramos contraste, el proceso inflamatorio del pericardio ocasionará su retención, por lo que en las secuencias *IR-TFE* el pericardio destacará con una señal hiperintensa (véase la figura 4.9, flechas), característica de una pericarditis, aguda o crónica, con importante componente inflamatorio. Asimismo, puede diagnosticarse la coexistencia de una miocarditis asociada si se detecta edema miocárdico en las secuencias *STIR,* y tras la administración de contraste si se observa una retención tardía intramiocárdica del gadolinio (véase el capítulo 3).

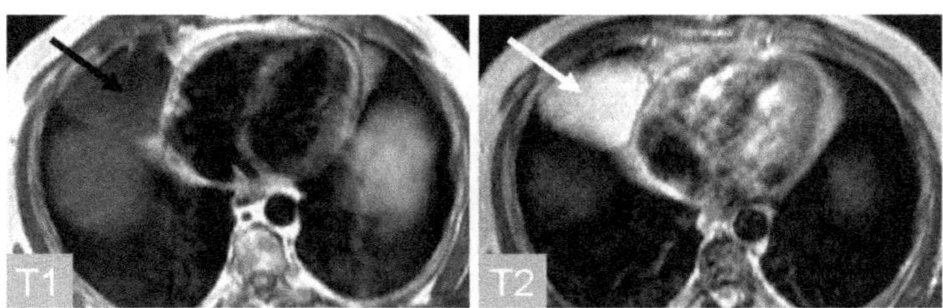

Figura 4.7

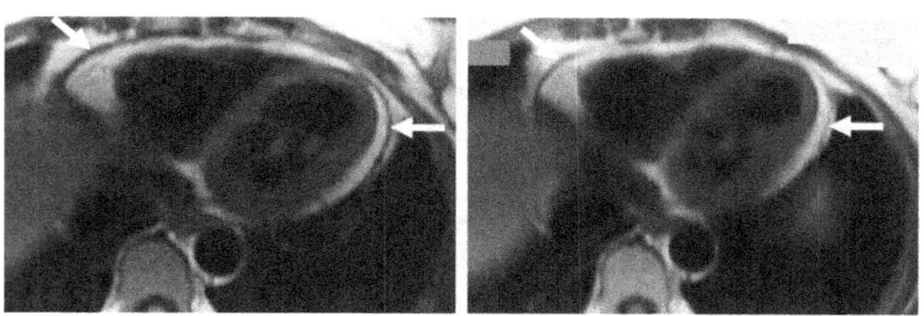

Figura 4.8

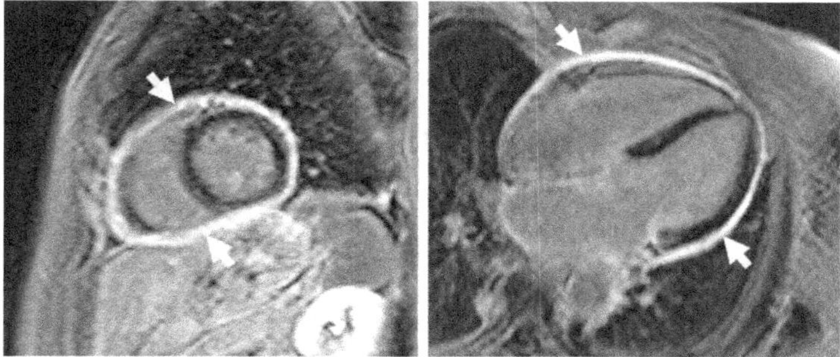

Figura 4.9

1.3 *Estudio funcional en las enfermedades del pericardio*

El análisis de la función cardiaca mediante las secuencias de cine *Balanced TFE* permitirá identificar, en los pacientes con derrame pericárdico, signos de afectación hemodinámica por taponamiento. En este caso, la observación de un colapso proto-mesodiastólico de la pared libre ventricular derecha es un signo inequívoco de que la presión intrapericárdica supera a la presión intraventricular en esta fase del ciclo cardiaco, lo que indica la existencia de afectación hemodinámica. Aunque estos signos pueden identificarse en las secuencias de cine convencional, es posible mejorar su visualización si se utilizan secuencias de cine en tiempo real con respiración forzada. Estas secuencias son muy útiles si se sospecha una constricción pericárdica (recordar que para ello no es imprescindible la presencia de un pericardio engrosado, ya que puede haber casos de constricción con un pericardio rígido pero de grosor normal), de la cual es un signo específico la existencia de un desplazamiento protodiastólico brusco del tabique interventricular hacia el lado derecho (véase la figura 4.10, flecha en el panel central).

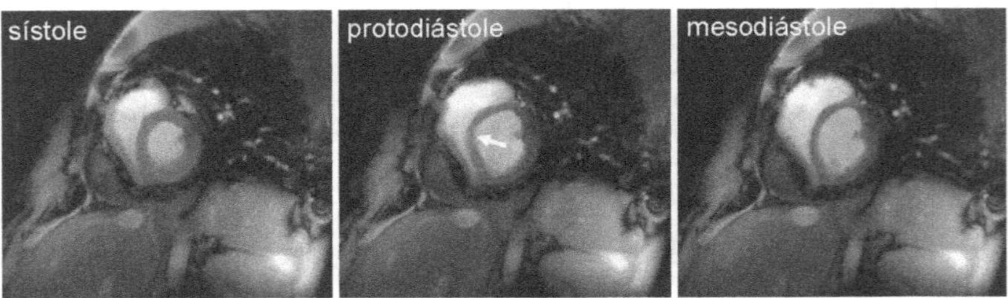

Figura 4.10

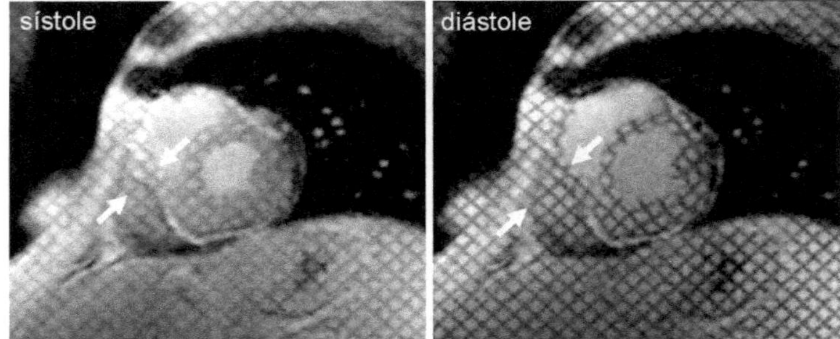

Figura 4.11

En caso de constricción por adherencia de las hojas pericárdicas podemos observar, en las secuencias de cine, que el desplazamiento de la cara inferior ventricular es solidario con el diafragma, como si estuviera adherido a él. Asimismo, la anulación del movimiento de rotación sistólica del miocardio ventricular, debida al no deslizamiento de las hojas pericárdicas fusionadas, puede observarse en las secuencias de *tagging* por la falta de rotura de la línea de presaturación miocárdica entre sístole y diástole (véase la figura 4.11, flechas), por la limitación de la rotación ventricular a causa de la fusión de las hojas del pericardio.

Bibliografía recomendada

Bogaert J, Francote M. Cardiovascular magnetic resonance in pericardial diseases. J Cardiovasc Magn Reson. 2009; 11: 14.

Rajiah P. Cardiac MRI. Part 2. Pericardial diseases. Am J Roentgenol. 2011; 197: W621.

Notas

Capítulo 5

Protocolos de estudio de las masas cardiacas

Introducción

En la práctica diaria, la indicación de la cardio-resonancia magnética (CRM) para el estudio de una masa cardiaca o paracardiaca suele presentarse después de su detección en un estudio ecocardiográfico previo. Desde el punto de vista epidemiológico, hay que tener en cuenta que las masas intracardiacas más frecuentes son los trombos intracavitarios, y que los tumores cardiacos y pericárdicos son raros, la mayoría de ellos mixomas, que es el tumor benigno más frecuente (75 % del total), o sarcomas, en el caso de los malignos, menos frecuentes (15 %). En nuestra experiencia, las masas paracardiacas son una indicación de estudio más frecuente que las intracardiacas, y su relevancia clínica depende de la afectación hemodinámica secundaria a su localización, por compresión o desplazamiento de las cavidades cardiacas.

Para el estudio de una masa, la CRM aventaja a la ecocardiografía en varios aspectos: mayor campo de visión, mejor resolución de imagen y posibilidad de caracterización tisular mediante el uso de diferentes secuencias de estudio. Las imágenes obtenidas por CRM permiten delimitar el miocardio, el pericardio, la grasa paracardiaca, las arterias coronarias, los grandes vasos y el resto de las estructuras torácicas. A diferencia de la ecocardiografía, el amplio campo de visión permite observar sin limitaciones su extensión y relaciones anatómicas con las estructuras pulmonares y mediastínicas. La información así obtenida es de interés para efectuar una primera aproximación al diagnóstico etiológico, y además es especialmente útil para planificar su extirpación quirúrgica, si es el caso.

1   Protocolo de secuencias recomendado y análisis de las imágenes

En la práctica, el estudio de una masa cardiaca de etiología no aclarada debe planificarse de forma sistemática, para lo que recomendamos aplicar las siguientes secuencias (véase el capítulo 1):

TSE-T1 axial	*TSE*-T2 + STIR axial	Multicine *Balanced*	Perfusión de primer paso	*TSE*-T1 axial poscontraste	*IR-TFE* tardía

El objetivo es conseguir información sobre diferentes aspectos que permita una aproximación diagnóstica a la naturaleza de la masa en cuestión (véase la tabla 1). Es de interés evaluar el tamaño, las características morfológicas, las relaciones anatómicas y la repercusión funcional de la masa en estudio, con especial atención a sus bordes, ya que si infiltran las estructuras vecinas orientarán hacia un proceso de crecimiento rápido, probablemente maligno, con frecuencia acompañado de derrame pericárdico o pleural, mientras que una imagen de bordes bien delimitados y no infiltrantes será más compatible con un tumor de características benignas. Las secuencias de cine-RM son especialmente útiles para analizar la movilidad de la masa y su interacción con las estructuras vecinas. Asimismo, por las características de la señal en las distintas secuencias, y de sus cambios con la administración de contraste, podemos aproximarnos a una caracterización tisular de la masa.

Con el estudio perseguimos identificar el origen de la masa o, al menos, distinguir entre las de carácter benigno o maligno. En primer lugar, es importante conocer los tumores más frecuentes que pueden afectar al corazón (véase la

Morfología	Localización Forma Bordes Motilidad
Caracterización	Intensidad de señal Homogeneidad/heterogeneidad Vascularización Fibrosis tisular
Hallazgos asociados	Derrame pericárdico/pleural Extensión extracardiaca

Tabla 1. Aspectos a precisar en el estudio de las masas cardiacas por CRM.

Primarios		Secundarios		
Benignos	**Malignos**	**Extensión directa**	**Extensión venosa**	**Extensión metastásica**
Mixoma	Sarcoma	Pulmón	Renal	Melanoma
Fibroma	Mesotelioma	Mama	Suprarrenal	Leucemia
Lipoma	Linfoma	Esófago	Hígado	Linfoma
Fibroelastoma		Mediastino	Tiroides	Genital
Rabdomioma			Pulmón	Urinario
Hemangioma			Útero	Gastrointestinal

Tabla 2. Tumores cardiacos.

tabla 2). La localización de la masa también es orientativa de su origen (véase la tabla 3), y aunque no existe una característica diferencial única por CRM que permita esta distinción, sí hay aspectos predominantes en unas u otras que interesa destacar (véase la tabla 4).

Localización	Diagnóstico probable	Otros
Aurícula izquierda (intracavitario)	Mixoma	Sarcoma, metástasis, hemangioma, trombo
Aurícula izquierda (intramural)	Sarcoma	Linfoma, metástasis
Aurícula derecha (intracavitario)	Mixoma	Trombo, metástasis, hemangioma
Aurícula derecha (intramural)	Angiosarcoma	Hipertrofia lipomatosa
Ventrículo izquierdo (intracavitario)	Incierto	Sarcoma, lipoma, hemangioma, trombo
Ventrículo izquierdo (intramural)	Incierto	Sarcoma, lipoma, hemangioma
Pericardio	Metástasis	Mesotelioma, linfoma, sarcoma, hemangioma
Valvular	Fibroelastoma papilar	Mixoma

Tabla 3. Características generales de los tumores.

A favor de benignidad	A favor de malignidad
Cavidades izquierdas	Cavidades derechas
Intracavitario pediculado	Intramural/pericárdico
Tamaño < 5 cm	Tamaño > 5 cm
Límites definidos	Infiltración /desplazamiento de estructuras
Aspecto homogéneo	Aspecto heterogéneo
No perfundido	Perfundido irregularmente
Sin retención tardía de contraste	Retención tardía de contraste irregular
Sin otros hallazgos asociados	Derrame pericárdico/pleural

Tabla 4. Diagnostico diferencial de los tumores por CRM.

2   Tumores y masas de origen benigno

Una masa de bordes regulares y no infiltrantes, con una señal de muy alta intensidad en una secuencia *TSE*-T1, es característica de un *lipoma* (véase la figura 5.1, flecha). Es de utilidad comparar su intensidad de señal con la de la grasa subcutánea, que debe ser similar. La señal es baja en las secuencias *TSE*-T2 y se anula en las *STIR* con saturación grasa. No hay un aumento de la señal tras la administración de contraste, y éste no presenta retención en las secuencias *IR-TFE* tardías.

Por el contrario, una señal de muy baja intensidad en *TSE*-T1, pero muy brillante (alta intensidad) en T2, es característica de líquido seroso; si una masa de

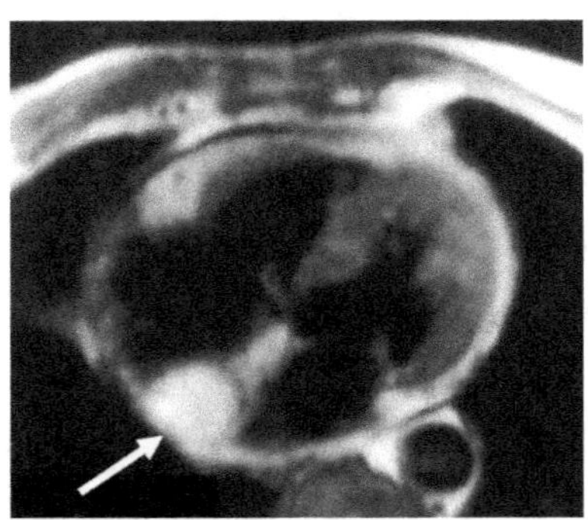

Figura 5.1

estas características está localizada en el ángulo cardiofrénico, el diagnóstico será con toda probabilidad el de *quiste pericárdico* (véase la figura 4-7 del capítulo 4).

Una masa con intensidades en *TSE*-T1 de grado intermedio puede corresponder a diferentes procesos, en general de tipo tumoral, como un *mixoma* (véase la figura 5.2, panel superior izquierdo), el tumor benigno primario más frecuente. El mixoma suele presentarse como una masa intrauricular pediculada, con base de implantación más o menos amplia, de señal no necesariamente homogénea, ya que puede presentar zonas de hemorragia o calcificación, que aumenta en T2 (véase la figura 5.2, panel superior derecho) y especialmente en T1 tras administrar contraste (véase la figura 5.2, panel inferior izquierdo), con retención de éste en las secuencias *IR-TFE* tardías, que puede mostrar asimismo distribución irregular dada la posible presencia de áreas de necrosis o calcificación (véase la figura 5.2, panel inferior derecho).

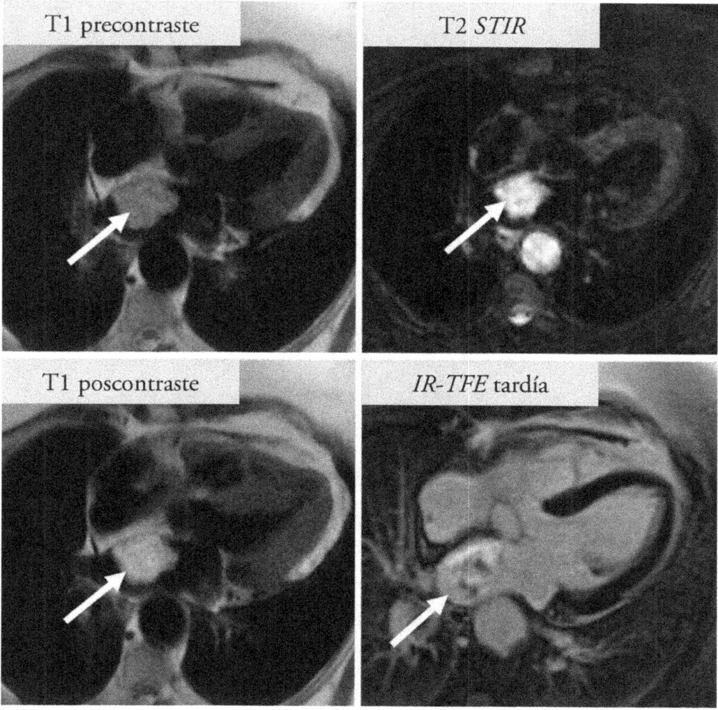

Figura 5.2

Con frecuencia procede, en el estudio de una masa intracavitaria, efectuar el diagnóstico diferencial con un *trombo,* la masa más frecuente en esta localización. Para ello tendremos en cuenta la existencia de patología cardiaca concomitante (aneurisma ventricular, valvulopatía), las características morfológicas y el comportamiento dinámico en una secuencia de cine-RM: si se trata de un trombo crónico suele ser de base sésil, de bordes regulares, moldeados por el flujo sanguíneo, y si es un trombo reciente puede tener bordes más irregulares, con prominencias vibrátiles, de base más o menos amplia, aunque también puede ser pediculado y móvil. El trombo presenta una baja intensidad de señal en las secuencias T1 y T2, y para su distinción es de utilidad observar qué sucede con la intensidad de la señal tras la administración de contraste. Debe aprovecharse la inyección de contraste para programar una secuencia de primer paso y analizar si hay señal de perfusión en la masa. Si la masa aumenta su señal durante el primer paso de contraste es sinónimo de que está vascularizada y se perfunde (las masas que más señal mostrarán serán las muy vascularizadas, como los hemangiomas), mientras que si no da señal se interpreta a favor de una masa avascular, por ejemplo un fibroma (si es una masa encapsulada intramiocárdica) o un trombo (si es intracavitaria). Los quistes tampoco mostrarán señal de perfusión. Finalmente, en la secuencia *IR-TFE* para el estudio del realce tardío a los 10 minutos de la administración del contraste, un trombo no captará ni retendrá el contraste (véase la figura 5.3, flecha negra), a diferencia del miocardio infartado, si se trata de un trombo alojado en un aneurisma de origen isquémico (véase la figura 5.3, flechas blancas).

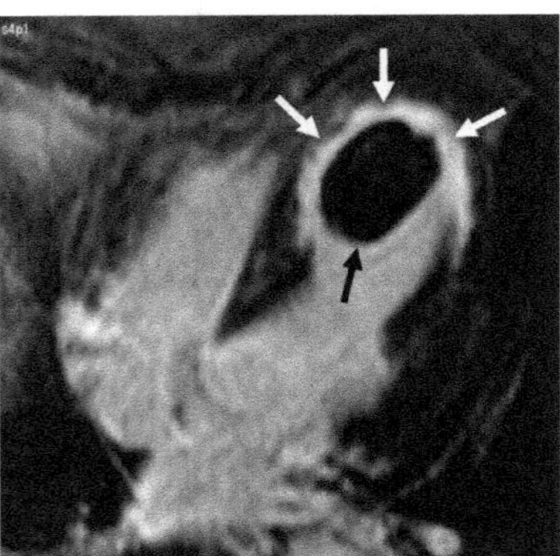

Figura 5.3

3 Tumores malignos primarios

Son tumores poco frecuentes, y entre ellos destaca el grupo de los *sarcomas*. Las características de la señal del tumor en las distintas secuencias pueden no ser distintivas con respecto a los tumores benignos, ya que puede presentarse con intensidad intermedia en T1 (véase la figura 5.4, panel superior izquierdo), aumentar en T2 (véase la figura 5.4, panel superior derecho) y mostrarse irregularmente perfundido con contraste (véase la figura 5.4, panel inferior izquierdo), así como con retención tardía de éste, también heterogénea (véase la figura 5.4, panel inferior derecho). Es por ello que hay que valorar otros datos, como es su rápido crecimiento, lo que da lugar a la señal heterogénea, ya que incluye áreas de necrosis o hemorragia, bordes irregulares e invasión de las estructuras vecinas, y que suelen acompañarse de derrame pericárdico, reactivo a la infiltración del pericardio.

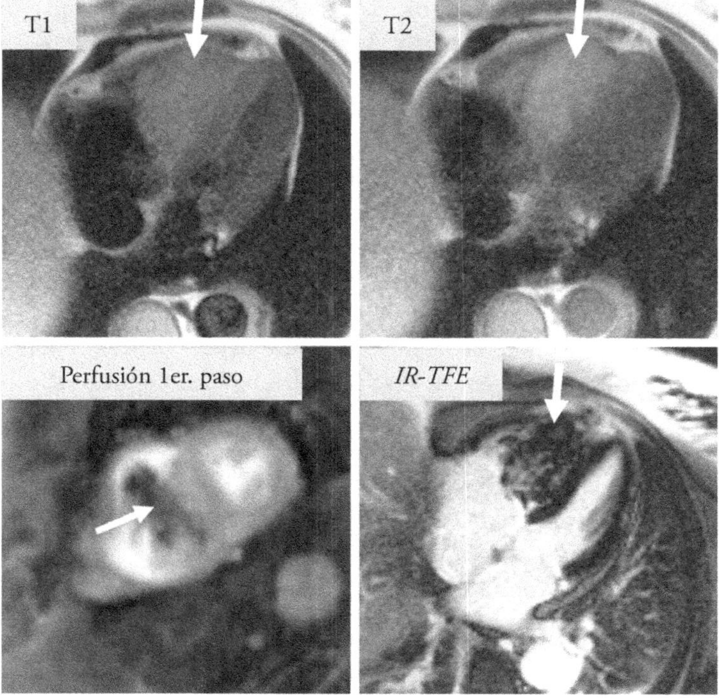

Figura 5.4

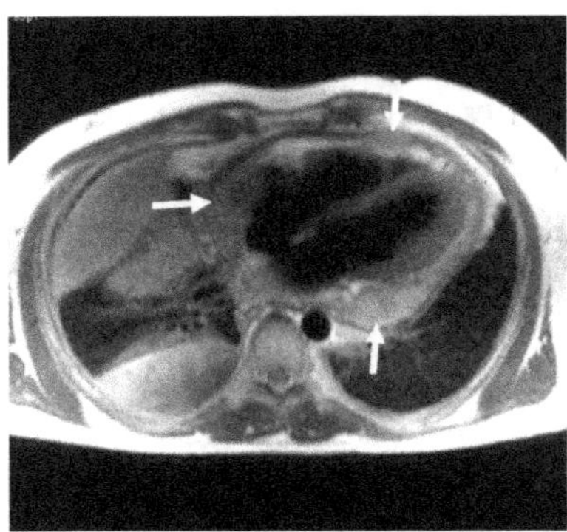

Figura 5.5

4   Tumores pericárdicos

En relación a los tumores pericárdicos es mucho más frecuente que se trate de *metástasis* secundarias al carcinoma de mama y pulmón, el melanoma, la leucemia o el linfoma, que de tumores primarios, como el *mesotelioma,* que muestra un engrosamiento pericárdico irregular, con señal heterogénea (véase la figura 5.5, flechas), aparte de una frecuente participación pleural. Es habitual que el derrame pericárdico que suele acompañar a los tumores pericárdicos malignos sea de contenido hemático. En este sentido, es importante saber que las características de la señal de la colección o del derrame hemático varían en función del tiempo, según el grado de degradación de la hemoglobina. En la tabla 5 se muestran las características de la señal de una colección sanguínea analizada con secuencias T1 y T2, en función del tiempo transcurrido. Dicha identificación es útil cuando queremos diferenciar si se trata de una colección aguda o crónica.

Estadio	Tiempo	Hemoglobina	T1	T2
Aguda	< 24 horas	Oxihemoglobina	Intermedia	Intermedia
Subaguda reciente	3-14 días	Desoxihemoglobina	Alta	Intermedia
Subaguda tardía	3-14 días	Metahemoglobina	Intermedia	Alta
Crónica	>14 días	Hemosiderina	Baja	Baja

Tabla 5. Caracterización de las colecciones hemáticas por RM.

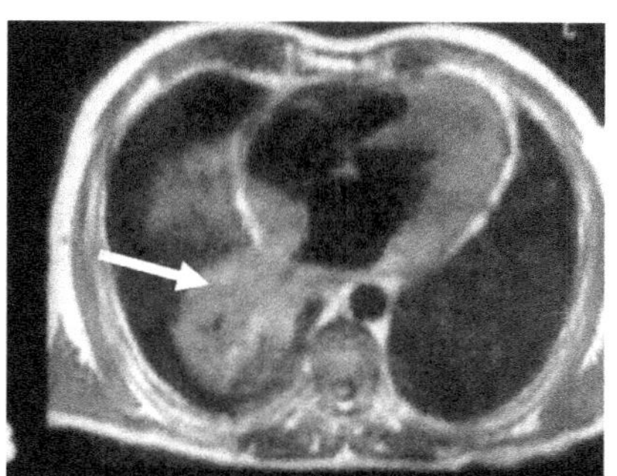

Figura 5.6

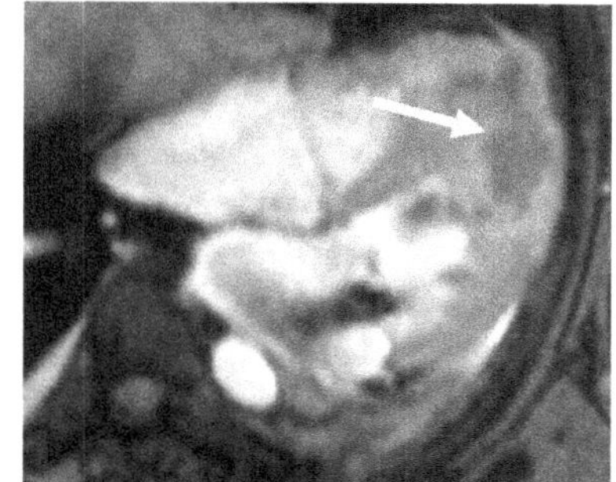

Figura 5.7

5 Tumores cardiacos secundarios malignos

Son mucho más frecuentes que los primarios, y entre ellos destacan la infiltración pericárdica por extensión directa de tumores pulmonares, mediastínicos o linfomas, la infiltración de la aurícula izquierda por invasión a partir de las venas pulmonares (véase la figura 5.6, flecha) y la implantación de metástasis (véase la figura 5.7, flecha).

6 Diagnóstico de masas o pseudomasas no tumorales

Gracias a su amplio campo de visión y al excelente contraste de tejidos, la RM es especialmente útil para aclarar el diagnóstico de imágenes radiológicas o ecocardiográficas que puedan confundirse con procesos tumorales, pero que se deban a estructuras no neoplásicas, de las cuales las más frecuentes podrían ser la hernia de hiato, la grasa epicárdica y los quistes pericárdicos. También ayuda a establecer el diagnóstico de las denominadas «pseudomasas» cardiacas, es decir, una estructura normal del corazón que produce una imagen sospechosa de masa cardiaca, como la *crista terminalis* en la aurícula derecha.

Bibliografía recomendada

Burke A, Jeudy Jr J, Virmani R. Cardiac tumors: an update. Heart. 2008; 94: 117-23.

Fussen S, de Boeck BWL, Zellweger MJ, Bremerich J, Goetschalckx K, Zuber M, *et al.* Cardiovascular magnetic resonance imaging for diagnosis and clinical management of suspected cardiac masses and tumours. Eur Heart J. 2011; 32: 1551-60.

Hoffmann U, Globits S, Schima W, Loewe C, Puig S, Oberhuber G, *et al.* Usefulness of magnetic resonance imaging of cardiac and paracardiac masses. Am J Cardiol. 2003; 92: 890-5.

O'Donnell DH, Abbara S, Chaithiraphan V, Yared K, Killeen RP, Cury RC, *et al.* Cardiac tumors: optimal cardiac MR sequences and spectrum of imaging appearances. Am J Röentgenol. 2009; 193: 377-87.

Sparrow PJ, Kuria JB, Jones TR, Sivananthan MU. MR imaging of cardiac tumors. Radiographics. 2005; 25: 1255-76.

Notas

Capítulo 6

Protocolo de estudio de los grandes vasos

Introducción

La resonancia magnética es una técnica muy apta para el estudio de los grandes vasos, en el cual sus distintas modalidades encuentran aplicación, dependiendo de la patología en concreto.

No todos los procesos que afectan a los grandes vasos son del dominio de la imagen cardiaca, ya que algunos de ellos, como la tromboembolia pulmonar, en general no se tratan en el ámbito cardiológico. Por ello, en este capítulo nos referiremos a aquellas situaciones en que la cardio-resonancia magnética (CRM) tiene aplicación en la práctica.

1   Estudio de la aorta torácica

1.1   Aneurisma aórtico

La indicación más frecuente en la patología adquirida de la aorta torácica es la sospecha diagnóstica de dilatación o aneurisma, o su seguimiento. Aunque la angiografía por RM (angio-RM) de contraste es una opción, nosotros creemos que la mayoría de los casos se estudian adecuadamente con secuencias de cine *Balanced FFE* orientadas, según el siguiente protocolo:

1. Planos localizadores estándar en orientaciones axial, sagital y coronal, con grosor de corte de 5 mm y espacio entre cortes lo más reducido posible.

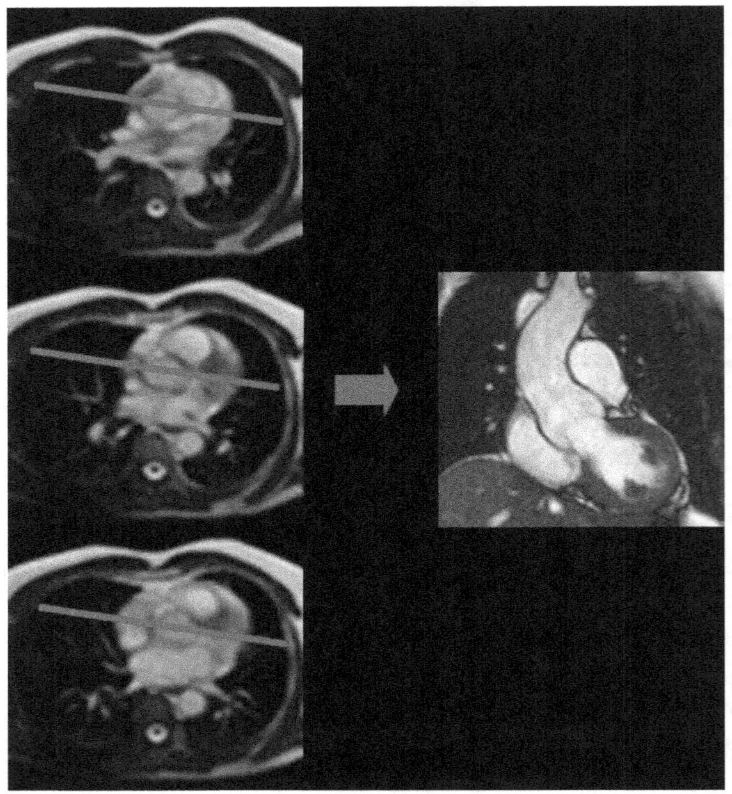

Figura 6.1

2. Secuencia de cine coronal alineada sobre imágenes localizadoras axiales con la región de cámara de salida ventricular izquierda, raíz aórtica y porción ascendente del vaso (véase la figura 6.1, panel izquierdo). El plano oblicuo coronal resultante corresponde a una sección longitudinal de la raíz aórtica y la porción ascendente (véase la figura 6.1, panel derecho).

3. Secuencia de cine sagital alineada sobre la imagen de cine del paso previo (véase la figura 6.2, panel izquierdo). El plano obtenido, oblicuo sagital, es de nuevo un corte longitudinal ortogonal al previo (véase la figura 6.2, panel derecho).

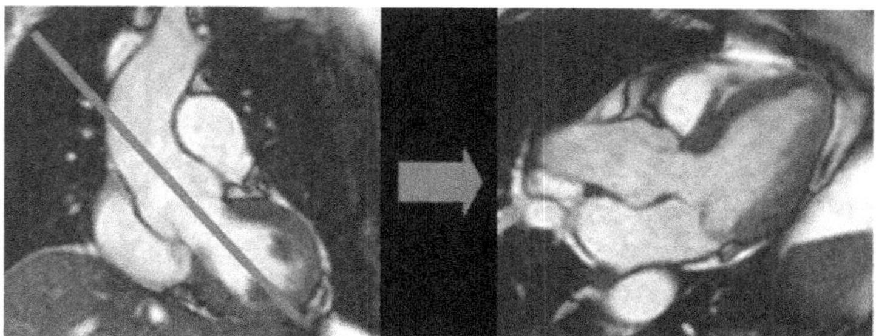

Figura 6.2

4. Secuencia de cine con doble oblicuidad sobre los dos planos previos localizada en la raíz aórtica (véase la figura 6.3, panel izquierdo). Obtenemos así un
   plano croseccional de la raíz (véase la figura 6.3, panel derecho) en el que es
   posible determinar la simetría de los senos de Valsalva y medir el diámetro
   máximo del vaso a ese nivel, así como estudiar, gracias a la secuencia de cine,
   la morfología de la válvula aórtica y las características de su apertura.

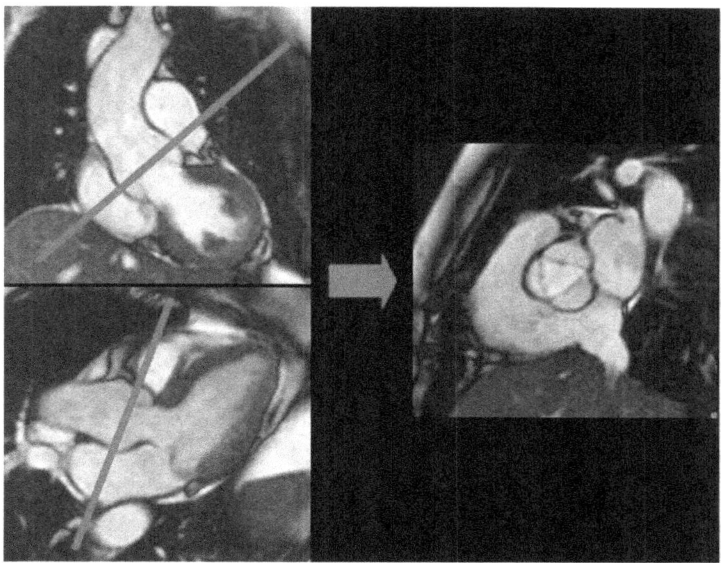

Figura 6.3

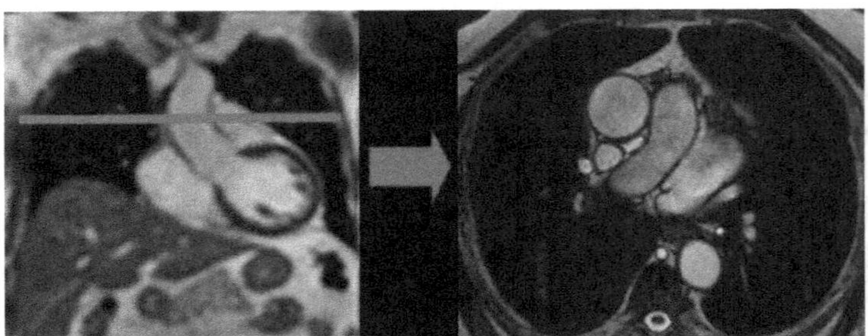

Figura 6.4

5. La estandarización de las mediciones en el estudio de la aorta torácica requiere practicar una secuencia de cine adicional, en este caso con orientación transversal estricta, a nivel del tronco arterial pulmonar (véase la figura 6.4, panel izquierdo), para así obtener un plano croseccional de la aorta en sus segmentos ascendente y descendente (véase la figura 6.4, panel derecho), donde por acuerdo se llevan a cabo dichas medidas.

6. La exploración de la región del cayado y de la porción descendente puede completarse en los propios planos localizadores axiales y sagitales (véase la figura 6.5), practicando, si se sospecha patología en esos lugares, secuencias de cine orientadas adicionales.

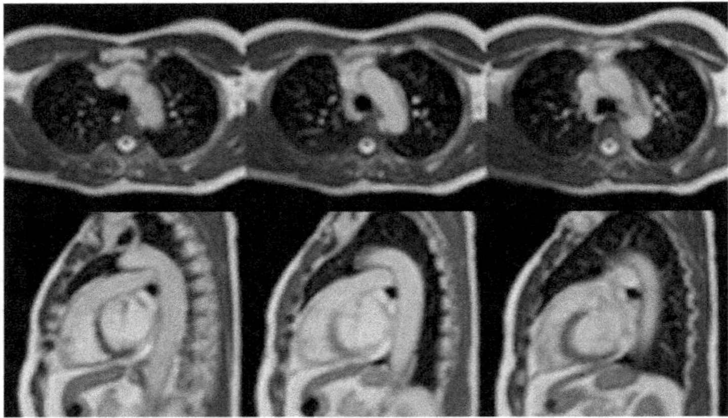

Figura 6.5

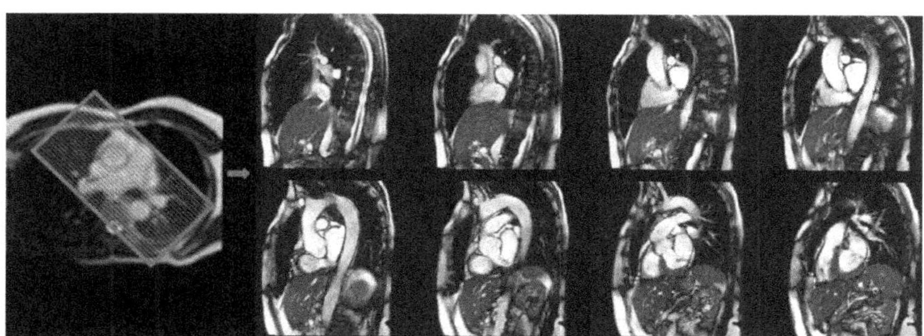

Figura 6.6

Una alternativa menos laboriosa, aunque no tan fiable para una medición precisa de los diámetros del vaso en los segmentos determinados, es obtener una serie de cines *Balanced TFE* múltiples alineados sobre el plano de la aorta torácica, a partir de un localizador axial que englobe todo el vaso (véase la figura 6.6).

1.2   Disección y patología parietal aórtica

La disección aórtica requiere un estudio con angio-RM de contraste, que permite identificar la luz verdadera del vaso por su mayor intensidad de la señal (véase la figura 6.7, flecha negra), localizar la luz falsa menos contrastada (véase la figura 6.7, flecha blanca), y sus características, como la presencia de trombosis (véase la figura 6.7, asterisco), ante la ausencia de contraste en la luz falsa.

La sospecha de patología parietal aórtica sin desgarro intimal, como el hematoma intramural, requiere un estudio morfológico con una secuencia *Turbo Spin-Echo* en cortes múltiples sobre planos axiales, en los cuales puede detectarse el aumento del grosor parietal (véase la figura 6.8, flecha) debido al hematoma.

2   Estudio de las venas pulmonares

La creciente realización de procedimientos de ablación en las venas pulmonares ha propiciado el interés por los métodos de imagen en la evaluación de dichos vasos. La angio-RM con contraste de las venas pulmonares se practica con orientación coronal de los planos de la secuencia (véase la figura 6.9, panel izquierdo), ordenando al paciente iniciar la apnea en el momento en que, en la secuencia de dos dimensiones *Bolus Tracking,* se observa la llegada de contraste

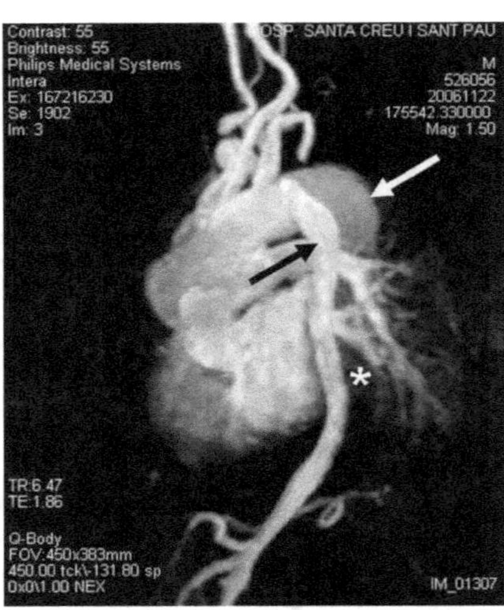

Figura 6.7

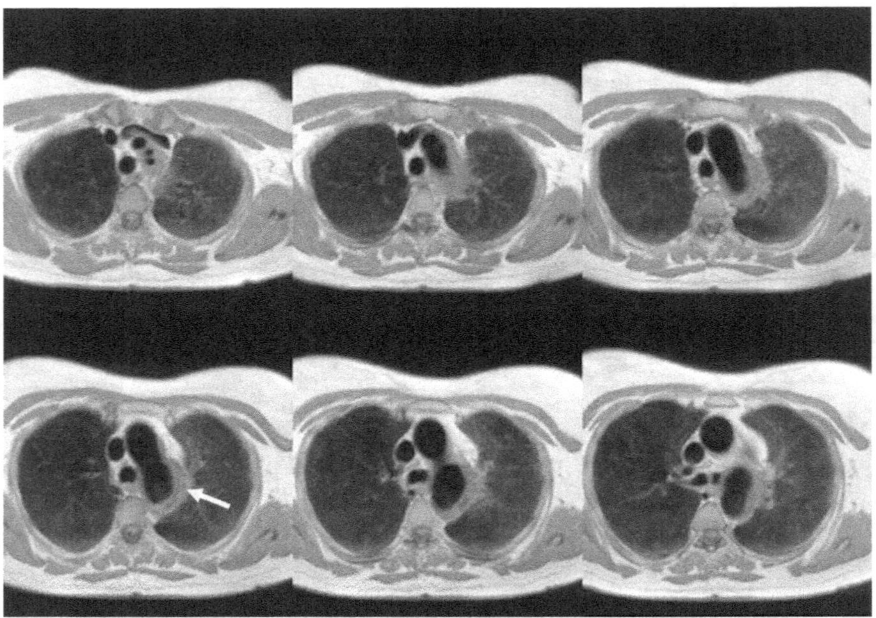

Figura 6.8

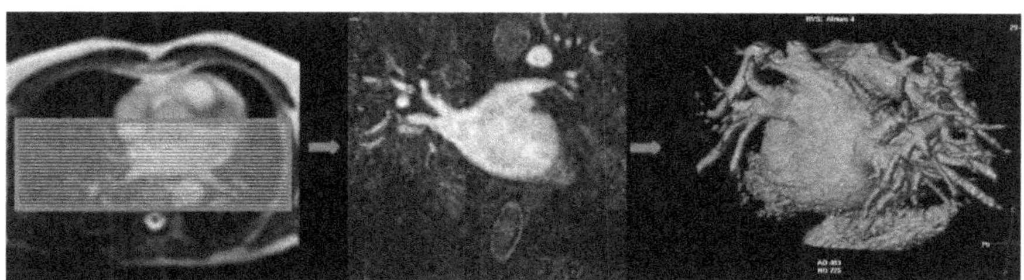

Figura 6.9

a la arteria pulmonar. Las imágenes resultantes pueden analizarse en los propios cortes de la angiografía (véase la figura 6.9, panel central) o en reconstrucciones tridimensionales (véase la figura 6.9, panel derecho).

Bibliografía recomendada

Grotenhuis HB, de Roos A. Structure and function of the aorta in inherited and congenital heart disease and the role of MRI. Heart. 2011; 97: 66-74.

Litmanovich D, Bankier AA, Cantin L, Raptopoulos V, Boiselle PM. CT and MRI in diseases of the aorta. Am J Roentgenol. 2009; 193: 928-40.

Notas

Capítulo 7

Protocolo de estudio de las valvulopatías

Introducción

Aunque la ecocardiografía Doppler es la técnica de elección para el estudio de cualquier tipo de valvulopatía, la cardio-resonancia magnética (CRM) dispone de recursos para ofrecer una información cuantitativa importante que puede considerarse complementaria a la de los ultrasonidos.

Toda estrategia de CRM para el estudio de las valvulopatías se basa en las secuencias de cine *Balanced TFE* y en las de mapa de velocidad o de *Phase Contrast*. De una y otra, y de su combinación, como veremos, podremos derivar información sobre la morfología y la dinámica valvular, sobre los volúmenes y la función ventricular, y sobre el volumen y la fracción regurgitante (FR) en el caso de las insuficiencias valvulares.

1   Estudio de las regurgitaciones valvulares auriculoventriculares

1.1   *Insuficiencia mitral*

1. Obtenidos los planos localizadores habituales, el protocolo de estudio comienza por las series de cines *Balanced TFE* longitudinales y de eje corto completas para los cálculos de volumen y de función del ventrículo izquierdo (véanse las figuras 1.3 a 1.7 del capítulo 1).

2. Procede analizar los cines longitudinales para detectar una señal de turbulencia de flujo, que se manifiesta en las secuencias *SSFP* por una pér-

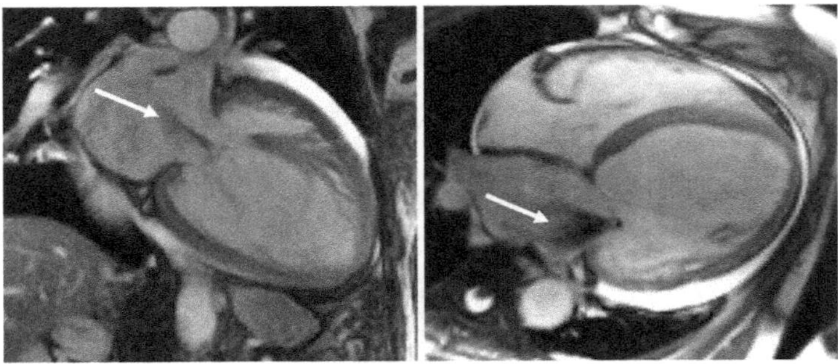

Figura 7.1

dida de intensidad de la señal *(signal void),* que contrasta con la alta
intensidad uniforme de la señal del flujo laminar normal (véase la figura 7.1, flechas). De las características de anchura e intensidad de la señal
podemos estimar cualitativamente la gravedad de la regurgitación. Aunque las secuencias *SSFP* han sustituido a las *TFE* por su mayor resolución
espacial, estas últimas son mucho más sensibles a las turbulencias de
flujo, por lo que puede considerarse excepcionalmente su utilización en
caso de duda sobre la presencia de un flujo anómalo de regurgitación
valvular. Es posible, asimismo, adquirir nuevos cortes de cine longitudinales orientados sobre el plano de la válvula mitral (véase la figura 7.2,
izquierda) a efectos de poner de manifiesto alteraciones morfológicas lo-
calizadas de la válvula, como un prolapso valvular de una de las hojuelas
(véase la figura 7.2, derecha, flecha).

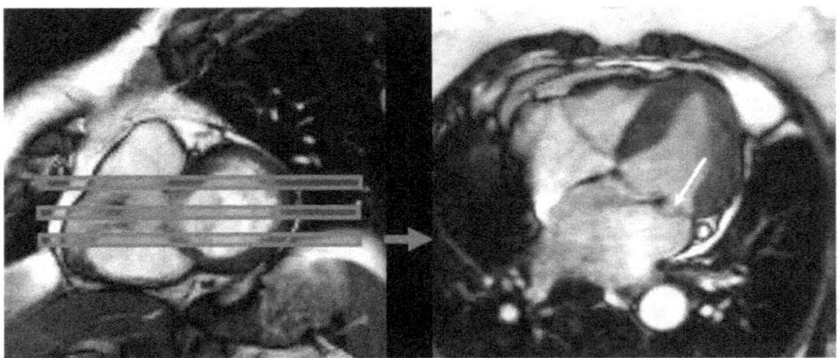

Figura 7.2

3. Se obtiene a continuación una secuencia *Phase Contrast* orientada sobre el plano de la aorta ascendente (véase la figura 1.24 del capítulo 1). Del área del vaso trazada sobre las imágenes de magnitud, que el equipo transporta a las imágenes de fase (véase la figura 7.3, paneles superiores), se obtiene la curva de flujo (véase la figura 7.3, panel inferior) en la cual es posible calcular el volumen sistólico aórtico. La estimación del volumen regurgitante mitral se deriva de la sustracción del volumen sistólico aórtico del volumen de expulsión ventricular izquierdo, calculado éste sobre la serie de planos múltiples en el eje corto ventricular (véase la figura 1.10 del capítulo 1). La FR mitral resulta de dividir el volumen regurgitante por el volumen expulsivo. Se considera como ligera una regurgitación con FR < 15 %, ligera a moderada si la FR es del 16 % al 25 %, moderadamente grave si es del 26 % al 45 %, y definitivamente importante si la FR es > 45 %. Para la fiabilidad del este cálculo es preciso realizar de manera escrupulosa las determinaciones de los volúmenes ventriculares, en especial por lo que se refiere al trazado de los bordes endocárdicos en los cortes más basales (véase la figura 1.11 del capítulo 1).

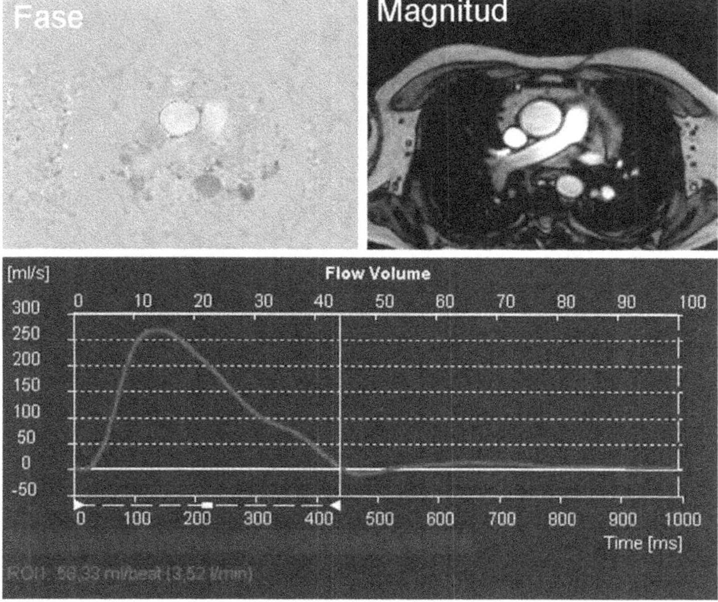

Figura 7.3

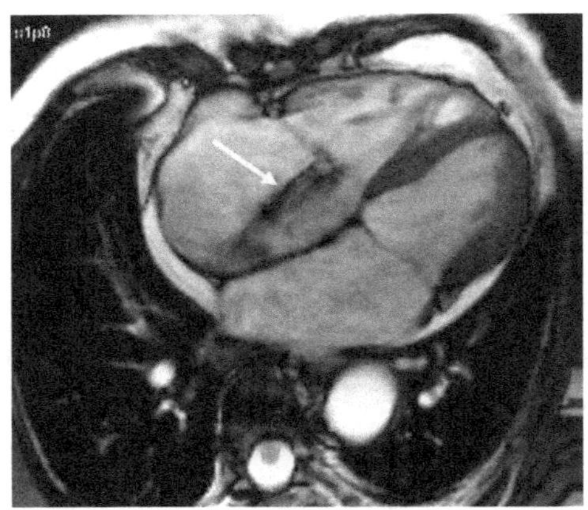

Figura 7.4

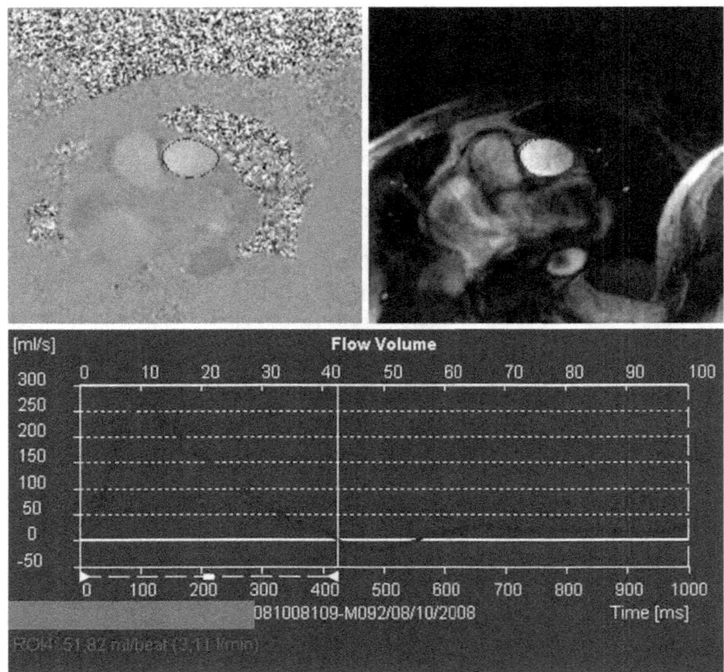

Figura 7.5

1.2   Insuficiencia tricuspídea

La presencia de insuficiencia tricuspídea se traduce también por un efecto de *signal void* en las secuencias *Balanced TFE* en plano longitudinal de cuatro cavidades (véase la figura 7.4, flecha). Es preciso, para su cuantificación, practicar también la serie completa de cines en los planos de eje corto ventricular, para el cálculo, en este caso, de los volúmenes del ventrículo derecho (véase la figura 1.10 del capítulo 1), de los cuales se deriva el volumen de expulsión. En este caso, las secuencias de *Phase Contrast* se orientarán ortogonalmente con la arteria pulmonar principal (véase la figura 1.25 del capítulo 1), y se obtendrá un plano croseccional del vaso (véase la figura 7.5, paneles superiores), de cuyo mapeo se obtiene la curva de flujo pulmonar (véase la figura 7.5, panel inferior), de la cual se deriva, a su vez, el volumen sistólico anterógrado pulmonar. Así, el volumen regurgitante tricuspídeo resulta de sustraer el volumen sistólico pulmonar del volumen de expulsión ventricular derecho, y la fracción regurgitante tricuspídea de dividir el volumen regurgitante por el volumen expulsivo.

2   Estudio de las regurgitaciones valvulares sigmoideas

2.1   Insuficiencia aórtica

1. El estudio comienza también por las series de cines *Balanced TFE* longitudinales y de eje corto completas para los cálculos de volumen y de función del ventrículo izquierdo (véanse las figuras 1.3 a 1.7 del capítulo 1).

2. El estudio adecuado de la insuficiencia valvular aórtica por CRM debe incluir una exploración de la aorta torácica siguiendo el protocolo descrito en el capítulo 5 para el estudio del aneurisma aórtico, incluyendo especialmente los planos de la válvula aórtica, la raíz y la porción ascendente (véanse las figuras 6.1 a 6.4 del capítulo 6). Los cortes del plano valvular permitirán estudiar la morfología valvular, y detectar una posible válvula aórtica bivalva (véase la figura 7.6), mientras que en los cortes orientados longitudinalmente con el plano valvular aórtico será posible observar un efecto de *signal void* debido a la turbulencia del flujo regurgitante aórtico (véase la figura 7.7, flecha), que es de utilidad, como ya se ha comentado, para una estimación cualitativa de la gravedad de la regurgitación.

3. Las secuencias de *Phase Contrast* recomendamos practicarlas a tres niveles de forma sistemática:

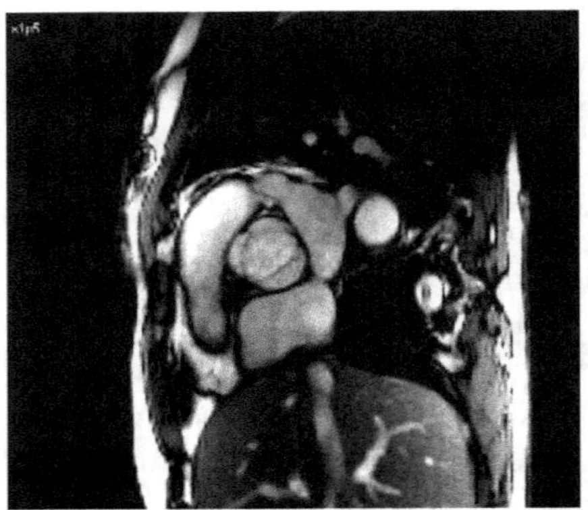
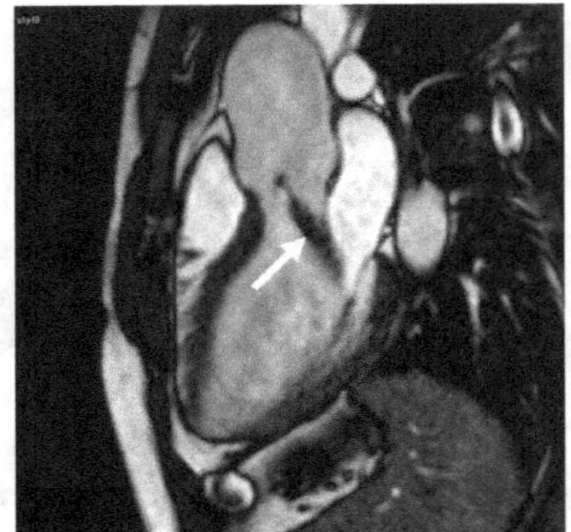

Figura 7.6   *Figura 7.7*

– En primer lugar, en la unión sinotubular, para cuya orientación son útiles los planos de cine obtenidos anteriormente de la raíz y de la aorta ascendente, sobre los que practicamos una doble angulación (véase la figura 7.8). En esta localización es donde resulta más sensible el mapa de velocidades para detectar la presencia de flujo diastólico retrógrado debido a una insuficiencia valvular aórtica. El volumen regurgitante aórtico se determina aquí directamente sobre la curva de flujo retrógrado, y la FR es la relación entre éste y el flujo sistólico anterógrado (véase la figura 7.9, panel inferior). Hablamos de insuficiencia aórtica ligera si la FR es < 10 %, ligera a moderada si es del 11 % al 19 %, moderadamente grave si es del 20 % al 29 %, y definitivamente importante si es > 30 %; se ha precisado que los pacientes que requieren intervención quirúrgica por indicación clínica presentan valores de FR > 37 %.

– En segundo lugar practicamos un estudio de mapa de velocidad a nivel de la aorta ascendente, en un plano axial estricto a la altura del tronco de la arteria pulmonar (véase la figura 1.24 del capítulo 1). Sobre la aorta ascendente podemos trazar de nuevo el área de interés (véase la figura 7.10, flecha negra en el panel superior) y detectar un volumen regurgitante aórtico (véase la figura 7.10, panel medio), que puede cotejarse con el obtenido en la unión sinotubular. Este mismo plano, además, ofrece la posibilidad de interrogar la aorta descendente torácica (véase la figura 7.10, flecha blanca en el panel superior), cuyo mapa de velocidad (véase

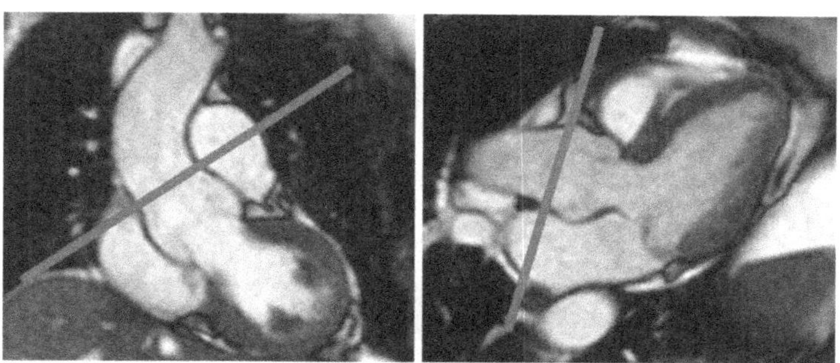

Figura 7.8

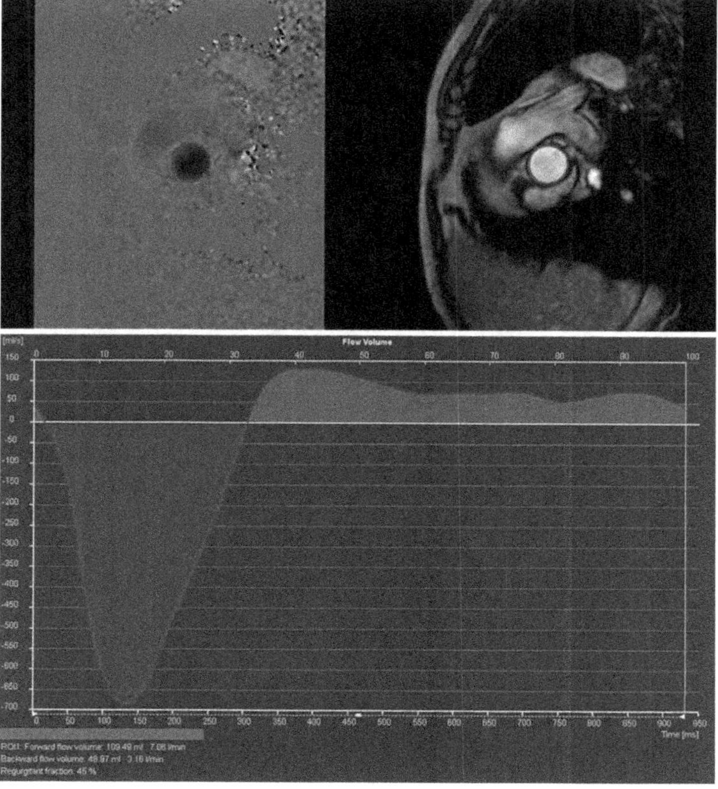

Figura 7.9

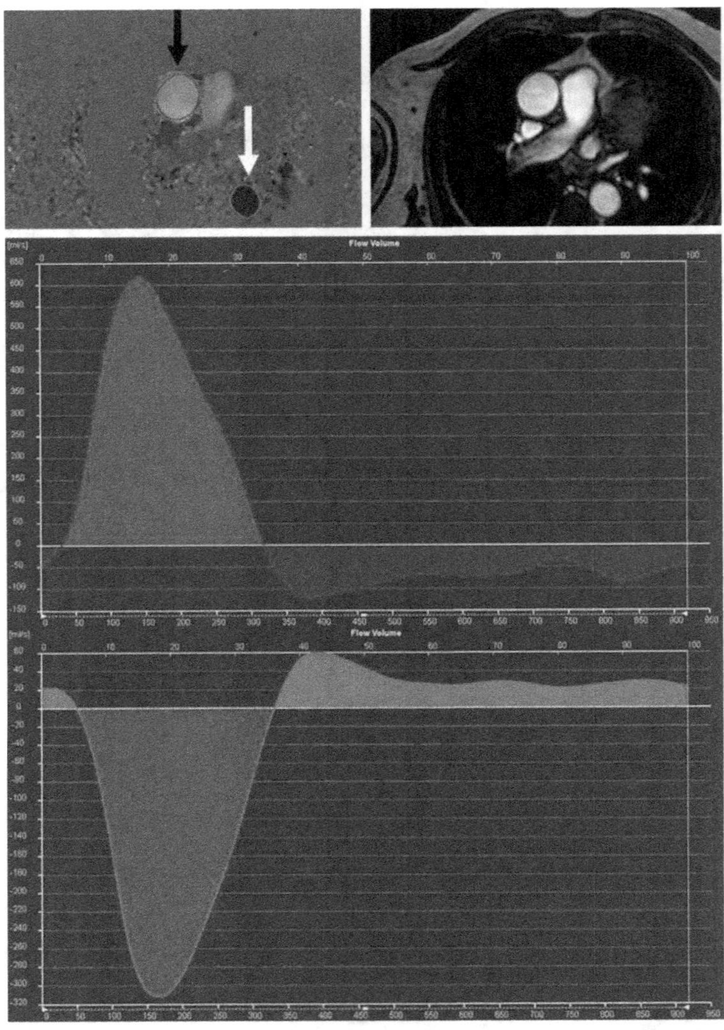

Figura 7.10

la figura 7.10, panel inferior) contiene información que puede ser importante en el estudio de la insuficiencia aórtica. Así, la determinación de un volumen regurgitante a este nivel > 10 ml en valor absoluto es indicativa de insuficiencia aórtica por lo menos de grado moderado, mientras que la observación de un flujo regurgitante holodiastólico en la aorta descendente es un signo sensible y específico de insuficiencia valvular aórtica grave.

- Por último, también es recomedable determinar el mapa de velocidad
  en la arteria pulmonar principal (véase la figura 7.5), a fin de obtener
  el volumen sistólico pulmonar, cuya comparación con el aórtico sirve
  de doble chequeo, ya que debe concordar con el volumen sistólico
  aórtico efectivo (volumen anterógrado menos volumen regurgitante).

2.2 *Insuficiencia valvular pulmonar*

La regurgitación sigmoidea pulmonar presenta interés, desde el punto de vista
diagnóstico, en los pacientes con una cardiopatía congénita intervenida, en
particular en los casos de tetralogía de Fallot. Como en todo estudio de función
valvular, se practica la serie completa de cines en los planos de eje corto ventricular para calcular los volúmenes del ventrículo derecho (véase la figura 1.10 del
capítulo 1). Las secuencias de *Phase Contrast* se orientan ortogonalmente con la
arteria pulmonar principal (véase la figura 1.25 del capítulo 1), y sobre la curva
de flujo obtenida (véase la figura 7.11, panel derecho) se estima la FR pulmonar.

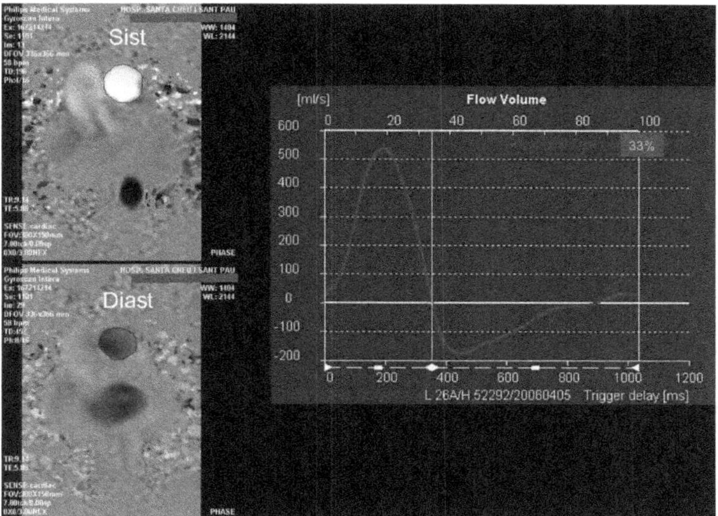

Figura 7.11

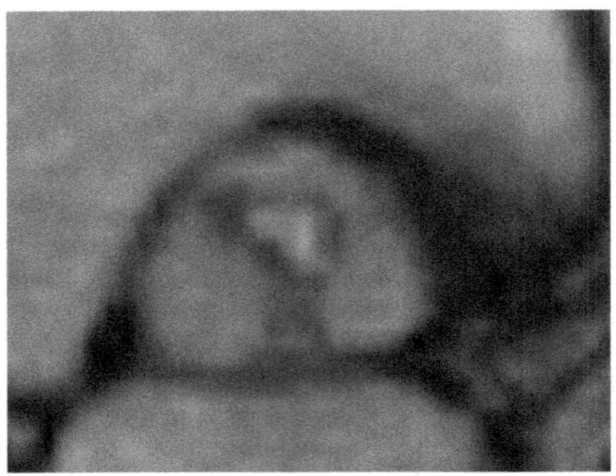

Figura 7.12

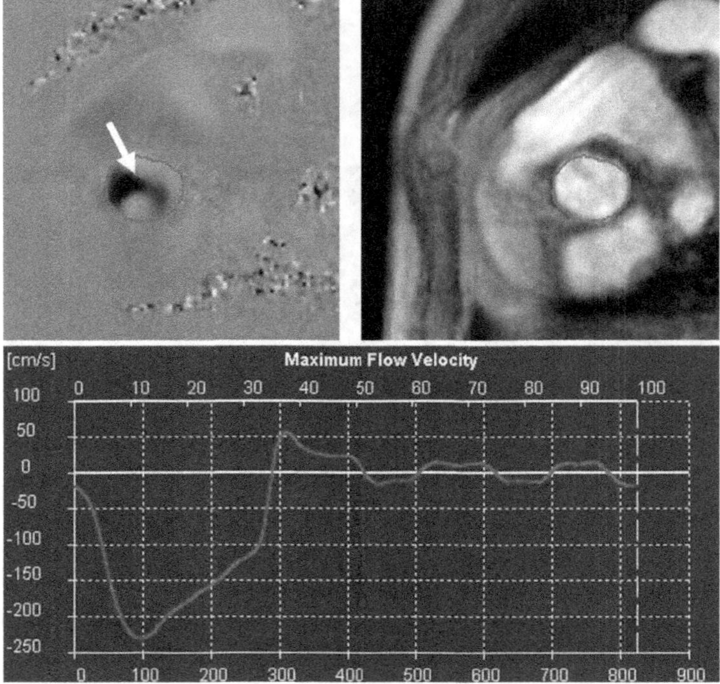

Figura 7.13

A
VENC: 150 cm/seg
[ml/s]
Flow Volume
B
VENC: 200 cm/seg
[ml/s]
Flow Volume

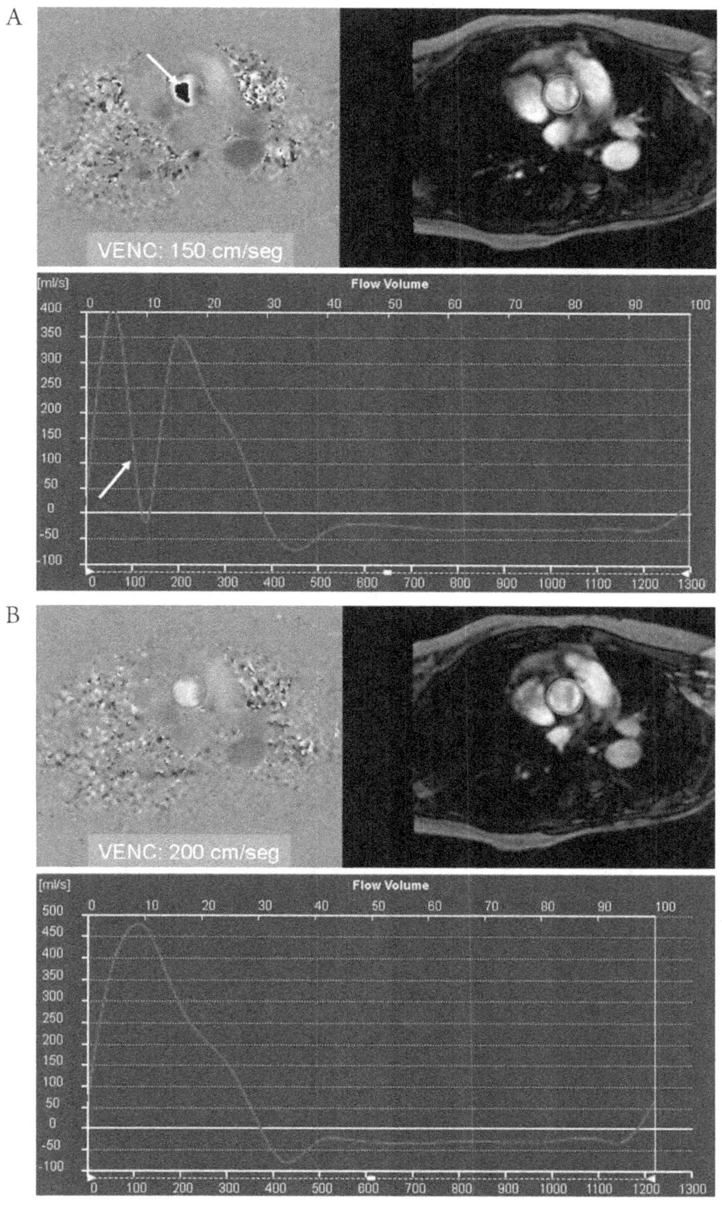

Figura 7.14

Se considera que la regurgitación es ligera si la FR es < 20 %, moderada cuando está entre el 20 % y el 40 %, e importante si es > 40 %.

3 Estudio de las estenosis valvulares

Aunque la CRM se encuentra en desventaja con respecto a la ecocardiografía Doppler para el estudio de las estenosis valvulares, es posible obtener información tanto de la morfología y del área efectiva valvular, por medio de secuencias de cine *Balanced TFE* orientadas en el plano de la válvula (véase la figura 7.12), como de la velocidad del flujo y, por tanto, del gradiente transvalvular, en este caso aplicando las secuencias de *Phase Contrast* en un plano ortogonal al de la dirección del flujo *(through plane)*. Las imágenes de fase de esta última secuencia pueden revelar el contorno del flujo transvalvular, que traduce la morfología del orificio valvular, como por ejemplo en la estenosis aórtica por válvula bicúspide (véase la figura 7.13, flecha en el panel superior), así como cuantificar la velocidad máxima transvalvular (véase la figura 7.13, panel inferior). Si la velocidad de codificación (VENC) se ha fijado en un valor inferior al de la velocidad de la sangre, se produce un fenómeno de *aliasing* en la señal de fase (véase la figura 7.14 A, flecha en el panel superior) que altera la curva de flujo (véase la figura 7.14 A, flecha en el panel inferior). Puesto que siempre es recomendable la VENC más baja posible, en ocasiones será preciso tantear dicho valor en diferentes adquisiciones hasta que desaparezca la señal de *aliasing* (véase la figura 7.14 B).

Bibliografía recomendada

Bolen MA, Popovic ZB, Rajiah P, Gabriel RS, Zurick AO, Lieber ML, *et al.* Cardiac MR assessment of aortic regurgitation: holodiastolic flow reversal in the descending aorta helps stratify severity. Radiology. 2011; 260: 98-104.

Cawley PJ, Maki JH, Otto CM. Cardiovascular magnetic resonance imaging for valvular heart disease: technique and validation. Circulation. 2009; 119: 468-78.

Chan KMJ, Wage R, Symmonds K, Rahman-Haley S, Mohiaddin RH, Firmin DN, *et al.* Towards comprehensive assessment of mitral regurgitation using cardiovascular magnetic resonance. J Cardiovasc Magn Reson. 2008; 10: 61.

Gabriel RS, Renapurkar R, Bolen MA, Verhaert D, Leiber M, Flamm SD, *et al.* Comparison of severity of aortic regurgitation by cardiovascular magnetic resonance versus transthoracic echocardiography. Am J Cardiol. 2011; 108: 1014-20.

Myerson SG. Heart valve disease: investigation by cardiovascular magnetic resonance. J Cardiovasc Magn Reson. 2012; 14: 7.

Notas

Capítulo 8

Protocolo de estudio
de las cardiopatías congénitas

Introducción

Durante las últimas décadas se han producido avances en cardiología pediátrica y en cirugía cardiaca que han permitido que un importante número de pacientes con cardiopatías congénitas sobrevivan hasta la edad adulta. A la mayoría de estos pacientes se les ha realizado una cirugía paliativa durante los primeros años de la vida, que va a requerir de un seguimiento mediante técnicas de imagen necesario para optimizar el tratamiento y planificar otros procedimientos quirúrgicos. La cardio-resonancia magnética (CRM) es una técnica que, por su versatilidad y múltiples posibilidades diagnósticas, permite responder a casi todos los interrogantes. Como toda técnica, también presenta dificultades y limitaciones, por lo que recientemente la tomografía computarizada con multidetectores (TCMD) cardiaca se ha añadido al arsenal diagnóstico en la valoración de este tipo de pacientes.

Entre las ventajas de la CRM, algunas adquieren especial relevancia en los pacientes con cardiopatía congénita. Es la técnica de referencia dadas su fiabilidad y reproducibilidad en la medida del volumen y la función de las cavidades cardiacas, en especial del ventrículo derecho. Este dato es de particular importancia en los pacientes con cardiopatía congénita, porque muchas de las decisiones clínicas se basan en los cambios que se producen a lo largo del tiempo más que en un determinado valor absoluto. La ausencia de radiación ionizante también reviste una particular importancia, pues son pacientes a quienes se va a realizar varias exploraciones a lo largo de su vida. A diferencia de los neonatos, en los pacientes adultos la ecocardiografía transtorácica bidimensional es una técnica más limitada debido al menor campo de visión y las menores ventanas acústicas, sobre todo en aquellos con cirugía previa. Por el contrario, la CRM tiene un gran campo de visión y una gran capacidad multiplanar, lo que resulta fundamental a la hora de establecer las relaciones entre las estructuras intracardiacas y extracardiacas.

Las limitaciones de la CMR en los pacientes con cardiopatía congénita se deben en gran parte a cuestiones relacionadas con la presencia de arritmias o de artefactos debido al movimiento respiratorio. También puede haber artefactos de susceptibilidad derivados de la implantación de *stents* metálicos o prótesis valvulares, aunque ninguno de ellos es contraindicación absoluta para la realización de estudios de CRM.

Entre las secuencias disponibles para aplicaciones cardiacas (véase el capítulo 1) destacaremos, en el estudio de las cardiopatías congénitas, las secuencias *BB-TSE* de «sangre negra», que son útiles para hacerse una idea de la anatomía de estos pacientes, muchas veces compleja, y para planificar secuencias adicionales. Las secuencias de cine *Balanced TFE,* usadas en los planos anatómicos convencionales (longitudinal vertical, longitudinal horizontal y eje corto), proporcionan la mayor parte de la información diagnóstica, aunque en muchos casos es necesario realizar secuencias adicionales específicas en función del tipo de cardiopatía congénita o del problema clínico que pretendamos resolver. Las secuencias de *Phase Contrast* son útiles para valorar la dirección y la magnitud del flujo, y por tanto para detectar y cuantificar estenosis y regurgitaciones de cualquier estructura valvular, vaso o conducto quirúrgico. El cálculo de los volúmenes de los cortocircuitos y la cuantificación de cualquier secuela funcional son fundamentales para la planificación de una intervención quirúrgica adicional. Finalmente, las secuencias de angio-RM con contraste se usan cuando sea necesaria una información anatómica detallada de la vascularización torácica; permiten establecer el tamaño y el trayecto de las arterias pulmonares y demostrar la presencia de cortocircuitos o de colaterales aortopulmonares. Las imágenes tridimensionales pueden presentar el volumen adquirido en cualquier orientación mediante proyecciones MIP *(maximum-intensity projection),* o mostrar una visión general de la anatomía con las reconstrucciones *3D volume-rendering.*

1   Análisis secuencial segmentario de las cardiopatías congénitas

El análisis secuencial segmentario de la anatomía cardiaca permite identificar y clasificar de manera comprensible la anatomía de las cardiopatías congénitas, con frecuencia complicada. Los tres segmentos anatómicos que deben definirse de manera sistemática son el *situs* visceroatrial, la conexión auriculoventricular y la posición de los grandes vasos.

1.1   Determinación del situs visceroatrial

Hay tres tipos de *situs*: *solitus* (S,-,-), *inversus* (I,-,-) y ambiguo (A,-,-). El tipo de *situs* viene definido por la relación entre las aurículas y los órganos adyacentes. La aurícula derecha tiene una orejuela de base amplia y forma triangular, mientras que la aurícula izquierda tiene una orejuela más estrecha y alargada, como un dedo. Cuando no es posible identificar las orejuelas hay que guiarse por la localización de los órganos no cardiacos, como la anatomía bronquial y arterial pulmonar, o la situación del hígado, el estómago y el bazo. En el *situs solitus* la configuración es la normal, con la aurícula derecha y el hígado en el lado derecho, y la aurícula izquierda, el estómago y el bazo en el lado izquierdo (véase la figura 8.1, panel izquierdo). Además, hay un pulmón derecho trilobar y un izquierdo bilobar, y la arteria pulmonar derecha se encuentra a la altura del bronquio principal derecho (bronquio epiarterial), mientras que la arteria pulmonar izquierda pasa por encima del bronquio principal izquierdo (bronquio hipoarterial). En el *situs inversus* la configuración anatómica es la contraria que en el *situs solitus* (véase la figura 8.1, panel central). Cuando el *situs* no es *solitus* ni *inversus* hablamos de *situs* ambiguo o heterotaxia (véase la figura 8.1, panel derecho). El *situs* ambiguo se acompaña de malformaciones extracardiacas (anomalías esplénicas, atresia biliar y malrotacion intestinal), así como de anomalías

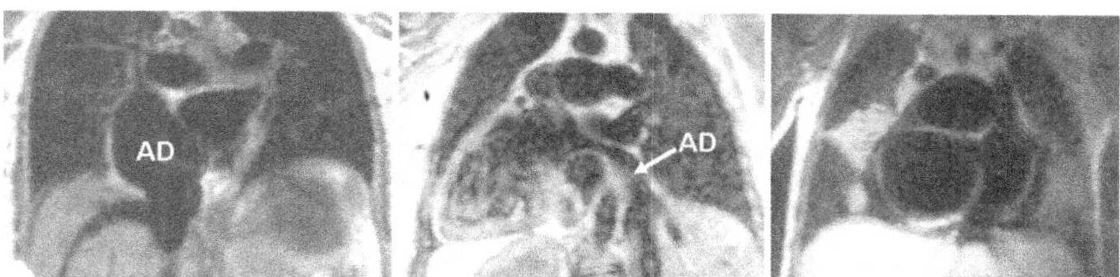

Figura 8.1

cardiacas. Se distinguen dos tipos de *situs* ambiguo: los que se acompañan de isomerismo derecho (anesplenia, dos pulmones trilobares, hígado simétrico y retorno venoso pulmonar anómalo completo) y los que asocian isomerismo izquierdo (poliesplenia, dos pulmones bilobares, interrupción de la vena cava inferior y retornos venosos pulmonares anómalos parciales).

1.2 Determinación de la conexión auriculoventricular

Las diferentes estructuras cardiovasculares proceden de un primitivo tubo cardiaco embriológico que en su evolución puede girar normalmente hacia la derecha, en D-*loop* (-,D,-), o bien de manera anormal hacia la izquierda, en L-*loop* (-,L,-). El ventrículo morfológicamente derecho se reconoce por tener una forma triangular, paredes trabeculadas y presentar la banda moderadora (véase la figura 8.2, panel izquierdo). El ventrículo morfológicamente izquierdo muestra unas paredes más lisas. Además, los músculos papilares en el ventrículo derecho están situados tanto en la pared libre como en la septal, mientras que en el ventrículo izquierdo lo están sólo en la pared libre. Es también de ayuda identificar las válvulas mitral y tricúspide, ya que la mitral siempre forma parte del ventrículo anatómicamente izquierdo y la tricúspide del derecho; la válvula tricúspide se caracteriza por tener su anillo valvular desplazado hacia el ápex del corazón con respecto al mitral (véase la figura 8.3). Cuando la aurícula morfológicamente derecha conecta con el ventrículo morfológicamente derecho se habla de concordancia auriculoventricular; cuando no es así, estamos ante un caso de discordancia auriculoventricular (véase la figura 8.3).

1.3 Determinación del origen y de la posición de los grandes vasos

Los vasos pueden estar en una posición normal *(solitus,* -,-,S): invertida *(inversus,* -,-,I), D-transposición (-,-,DTGV) o L-transposición (-,-,LTGV); en D-malpo-

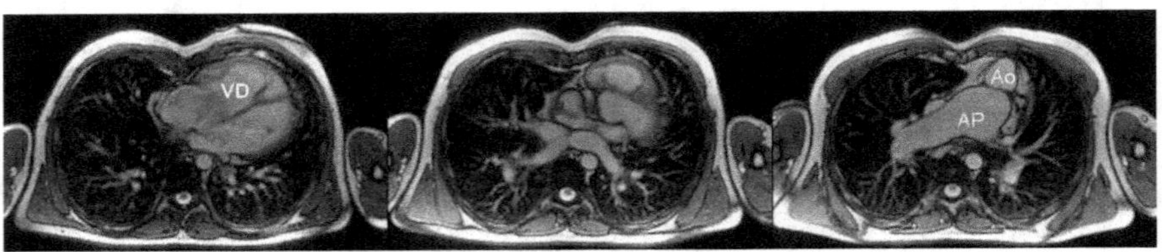

Figura 8.2

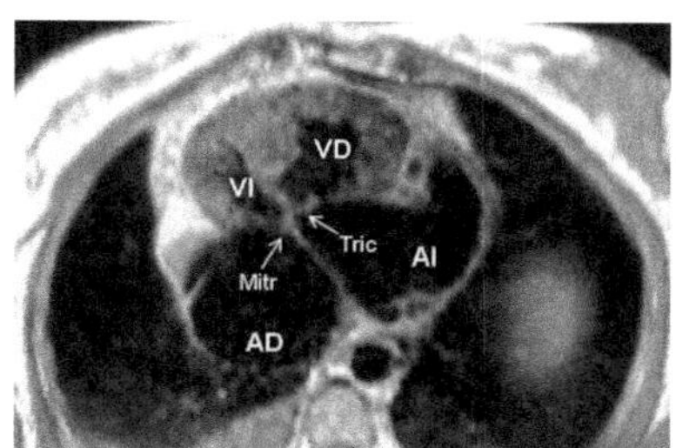

Figura 8.3

sición (-,-,DMGV) o en L-malposición (-,-,LMGV). Hablamos de malposición cuando no puede determinarse en qué ventrículo se originan los grandes vasos o cuando éstos salen de un ventrículo único. El término «transposición» se refiere a que la aorta sale del ventrículo derecho y la arteria pulmonar del izquierdo. Hay dos tipos de transposición: la D-transposición (S,D,DTGV) y la L-transposición (S,L,LTGV). En la D-transposición, la concordancia auriculoventricular es normal, pero la aorta está situada anterior a la arteria pulmonar y sale del ventrículo derecho (véase la figura 8.2, paneles central y derecho). En la L-transposición, la relación entre los grandes vasos y los ventrículos está invertida, pero al no haber tampoco concordancia auriculoventricular (L-*loop)* la circulación está «corregida» (transposición corregida de los grandes vasos o doble discordancia)

2 Cortocircuitos y conductos quirúrgicos

Los cortocircuitos y conductos quirúrgicos se usan en varios procedimientos paliativos y reparativos en cardiopatías congénitas complejas. Los más frecuentes son los que comunican la circulación sistémica y la arterial pulmonar, como los que conectan la arteria subclavia con la arteria pulmonar (Blalock-Taussig), el ventrículo derecho con la arteria pulmonar o las anastomosis cavopulmonares. Las complicaciones de los cortocircuitos quirúrgicos incluyen las estenosis u oclusiones completas (a nivel valvular o subvalvular, o en el sitio de anastomosis), los aneurismas y la formación de trombos y vegetaciones. La angiografía con contraste permite evaluar el trayecto completo de los cortocircuitos y cuantificar su calibre, permeabilidad y función. En estos pacientes también puede utilizarse la TCMD con o sin sincronización electrocardiográfica, en función de que queramos evaluar estructuras intracardiacas o extracardiacas. La ventaja respecto a la CRM es que el tiempo de exploración es mucho menor, pero por otro lado presenta la desventaja de utilizar radiación ionizante.

3   Utilidad de la CRM en las principales cardiopatías congénitas

3.1   Comunicaciones intracardiacas y extracardiacas

Las comunicaciones interauricular e interventricular, y la persistencia del conducto arterioso, se cuentan entre las cardiopatías congénitas no cianóticas más frecuentes, y dan lugar a un cortocircuito izquierda-derecha que lleva a una sobrecarga de volumen de las cavidades cardiacas, cuya significación depende de la cuantía del defecto. La CRM se orienta, en estos casos, a los siguientes objetivos:

- *Valoración de volúmenes ventriculares.* Un elemento esencial en el estudio de los cortocircuitos es la repercusión hemodinámica a que dan lugar. Se aplica el protocolo de estudio de volumen y función ventricular descrito en el capítulo 1.

- *Visualización del defecto.* Son apropiadas las secuencias de cine *Balanced TFE* orientadas según el defecto en concreto a estudiar. En el caso de la comunicación interauricular tipo *ostium secundum* son de utilidad los cines en orientación de cuatro cavidades (véase la figura 8.4, flecha), pero nosotros también recomendamos una serie de cines múltiples orientados perpendicularmente con el eje de la raíz aórtica (véase la figura 8.5, panel

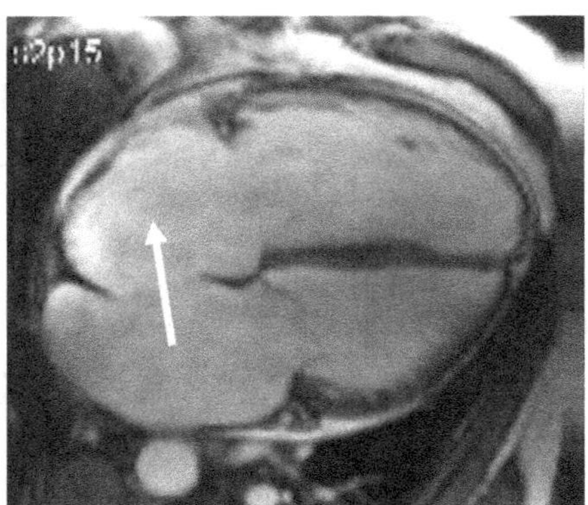

Figura 8.4

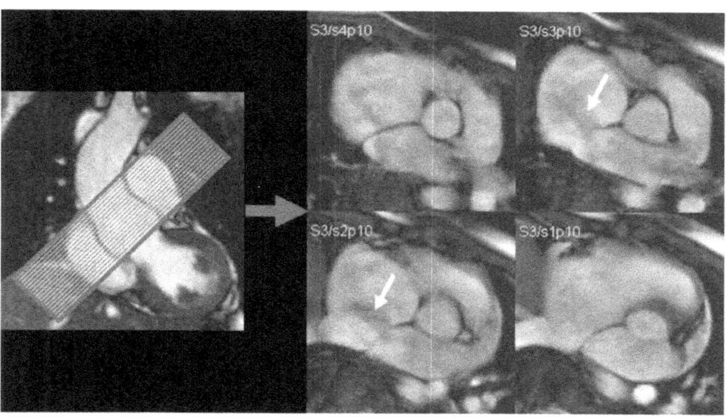

Figura 8.5

izquierdo), que permite un «barrido» de todo el tabique interauricular, donde puede detectarse el defecto por su falta de continuidad y por la señal de turbulencia del flujo a su través (véase la figura 8.5, flechas en el panel derecho). El estudio completo del tabique interauricular con esta estrategia permite detectar defectos no centrales de éste, como los de tipo seno venoso (véase la figura 8.6, flecha).

La comunicación interventricular requiere la realización de cines múltiples en orientación de cuatro cavidades (véase la figura 8.7, flecha en el

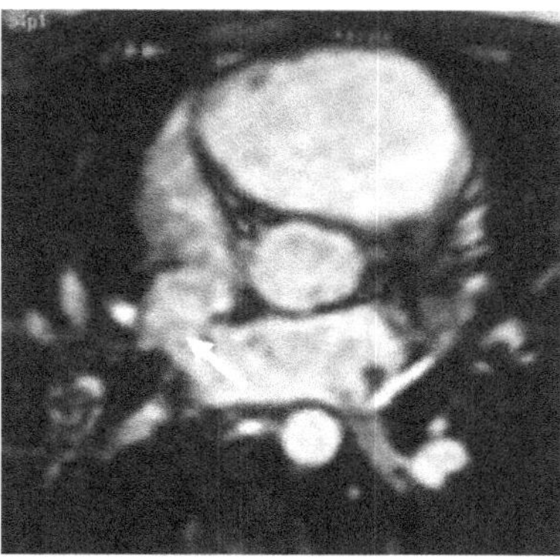

Figura 8.6

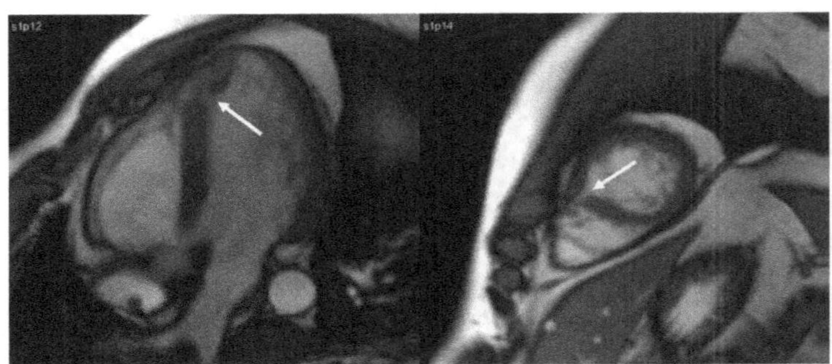

Figura 8.7

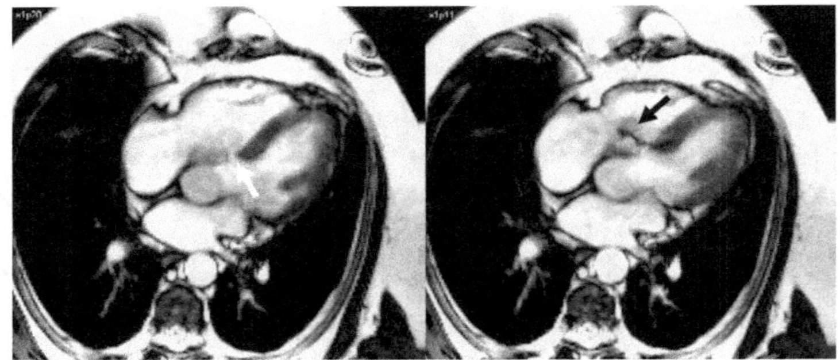

Figura 8.8

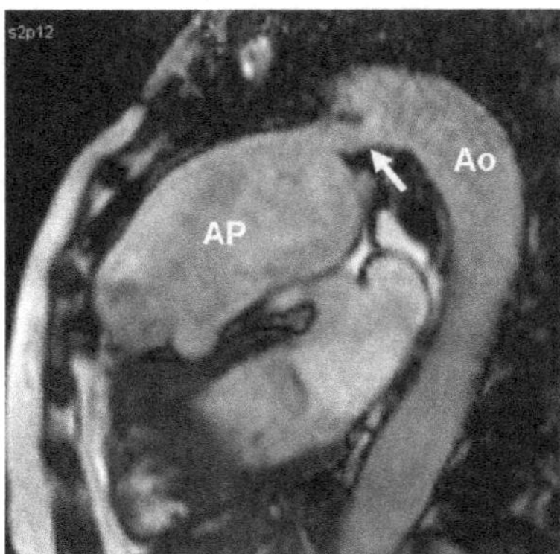

Figura 8.9

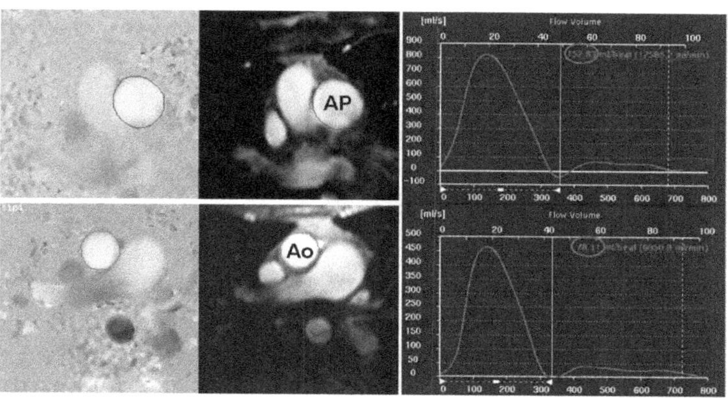

Figura 8.10

panel izquierdo), y puede complementarse con otros cines de eje corto centrados en el defecto (véase la figura 8.7, panel derecho). De nuevo, la visualización de la turbulencia de flujo a través del defecto ayuda a su localización (véase la figura 8.8, flecha en el panel derecho).

La persistencia del conducto arterioso precisa un estudio de angio-RM con contraste, aunque si el conducto es de cierto calibre es posible visualizarlo en cortes de secuencias de cine orientados sobre el plano de la aorta (véase la figura 8.9, flecha).

- *Cálculo de la relación Qp/Qs.* Se practica por medio de las secuencias *Phase Contrast* orientadas en planos ortogonales en la aorta ascendente y en la arteria pulmonar principal (véanse las figuras 1.24 y 1.25 del capítulo 1). La información de los volúmenes sistólicos de ambos vasos permite derivar el volumen de flujo a través del defecto y el grado de sobrecarga de la circulación pulmonar, que se expresa como la relación entre ambos (véase la figura 8.10).

3.2 Tetralogía de Fallot

La tetralogía de Fallot es la cardiopatía congénita cianótica más frecuente (6-10 % de todas ellas). Los pacientes presentan estenosis pulmonar (subvalvular), comunicación interventricular, acabalgamiento de la aorta sobre la comunicación interventricular e hipertrofia del ventrículo derecho. En casos extremos puede haber atresia pulmonar. Las indicaciones de la CRM en la evaluación de estos pacientes son:

- *Valoración de los volúmenes del ventrículo derecho.* Los pacientes con tetralogía de Fallot intervenidos con corrección anatómica tienen a menudo una válvula pulmonar incompetente, por lo que, debido a la regurgitación pulmonar, hay una sobrecarga de volumen del ventrículo derecho que conlleva una progresiva dilatación y disminución de su función. Las mediciones seriadas del tamaño ventricular y de su función son importantes porque permiten el diagnóstico precoz de dilatación y disfunción, así como planificar la cirugía valvular. La presencia de discinesias y la formación de aneurismas en el tracto de salida del ventrículo pueden complicar la reparación quirúrgica. Aunque rara, una disfunción ventricular izquierda puede ser bien evaluada a pesar de que haya dilatación del ventrículo derecho o movimientos anormales del septo.

- *Valoración de la función valvular pulmonar.* Las secuencias de *Phase Contrast* orientadas en la arteria pulmonar principal permiten determinar el volumen y la fracción regurgitantes de la sigmoidea pulmonar (véase la figura 7.11 del capítulo 7). Esta información es importante porque la CRM es la única técnica adecuada para evaluar la regurgitación pulmonar y su cuantía, así como la dilatación secundaria del ventrículo derecho, que se han implicado como causa de muerte súbita debido a arritmia ventricular después de la cirugía reparadora de la tetralogía de Fallot. Puesto que hoy día es posible la sustitución valvular percutánea, también es importante la información acerca de las dimensiones del tracto de salida.

- *Reconocimiento de otras complicaciones.* Aunque un cortocircuito intracardiaco residual tras la intervención es poco habitual, el estudio de CRM puede descartarlo específicamente calculando la relación Qp/Qs. La insuficiencia tricuspídea generalmente se debe a la dilatación ventricular derecha, y su cuantificación, si bien no está tan establecida como la de la insuficiencia pulmonar, puede llevarse a cabo con la combinación de volúmenes ventriculares y flujos (véase el capítulo 7). Otras complicaciones a valorar son la dilatación de la raíz de la aorta, la regurgitación aórtica debida a la reparación de la comunicación interventricularr, la estenosis de cualquier conducto pulmonar arterial/ventrículo derecho y posibles orígenes anómalos de las arterias coronarias (5-12% de los pacientes con tetralogía de Fallot).

3.3 Coartación de aorta

La coartación de aorta se clasifica como simple o compleja en función de si se asocia o no a otras anomalías cardiacas. Si se pretende obtener un mapa anatómico de la coartación de la aorta y de las colaterales desarrolladas, probablemente sea más útil realizar un estudio de TCMD con contraste; si por el contrario los interrogantes son acerca de la repercusión funcional, la CMR es la técnica indicada.

- *Valoración del grado de estenosis o de reestenosis tras cirugía y valoración de la función ventricular izquierda.* La presencia del fenómeno de *signal void* en las secuencias *Balanced FFE,* que indica flujo turbulento, permite orientar secuencias de flujo *Phase Contrast* ortogonales a éste *(through-plane)* para así determinar la velocidad máxima en el segmento postestenosis. También puede calcularse la cuantía del flujo colateral determinando el flujo proximal de la aorta descendente, más allá de la coartación (véase la figura 8.11, panel

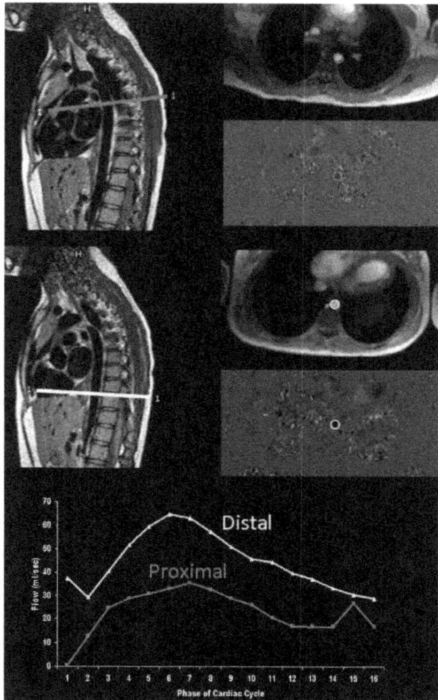

Figura 8.11

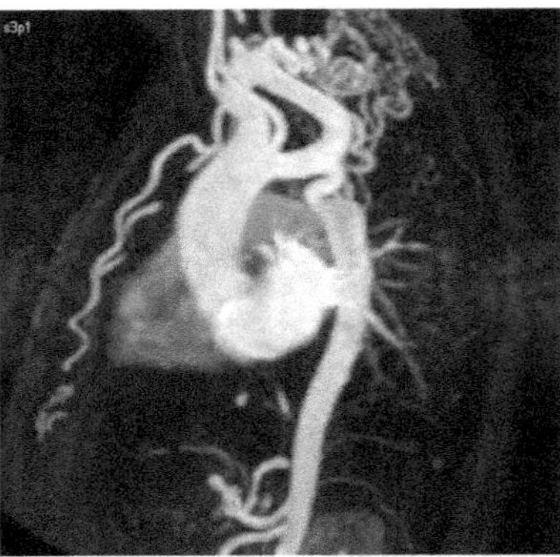

Figura 8.12

superior), y distal a nivel de la aorta diafragmática (véase la figura 8.11, panel medio), donde se registrará el incremento en el volumen derivado por la circulación colateral a la aorta descendente torácica distal a la estenosis (véase la figura 8.11, panel inferior). La angio-RM permite valorar la circulación

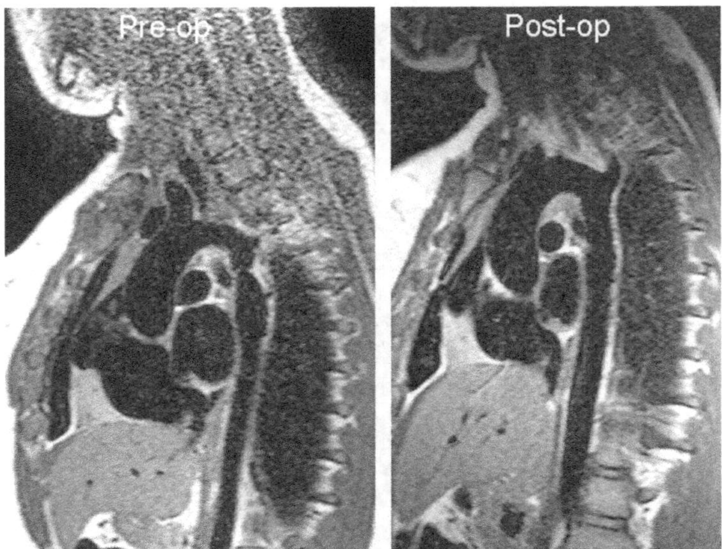

Figura 8.13

colateral mediante su visualización, ya sea con imágenes tridimensionales *(volume-rendering)* o con secuencias MIP (véase la figura 8.12). Si no ha sido posible mediante ecocardiografía, debe descartarse la presencia de una válvula aórtica bicúspide, y si la hay se valorarán posibles estenosis o regurgitaciones.

- *Descarte de complicaciones de cirugía previa.* El tratamiento de la coartación de aorta incluye la realización de anastomosis termino-terminales con resección del trayecto afectado, la colocación de tubos protésicos y la colocación de *stents* endovasculares. Estos tratamientos pueden complicarse con la formación de aneurismas, y todos tienen un riesgo de recoartación variable. Aunque la mayoría pueden evaluarse mediante CRM (véase la figura 8.13), en los últimos años se va imponiendo la TCMD como técnica de elección, ya que tiene mejor resolución espacial y los tiempos de exploración son más cortos.

Bibliografía recomendada

Kilner PJ, Geva T, Kaemmerer H, Trindade PT, Schwitter J, Webb GD. Recommendations for cardiovascular magnetic resonance in adults with congenital heart disease from the respective working groups of the European Society of Cardiology. Eur Heart J. 2010; 31: 794-805.

Lapierre C, Déry J, Guérin R, Viremouneix L, Dubois J, Garel L. Segmental approach to imaging of congenital heart disease. Radiographics. 2010; 30: 397-411.

Rajiah P, Kanne JP. Cardiac MRI: Part 1. Cardiovascular shunts. Am J Roentgen. 2011; 197: W603-20.

Notas

Capítulo 9

Protocolos de realización de estudios cardiacos mediante tomografía computarizada

Introducción

La tomografía computarizada cardiaca (cardio-TC) es una técnica radiológica que aporta información sobre la anatomía cardiaca y torácica. El desarrollo tecnológico de los equipos, a finales de la década de 1990 e inicios de los años 2000, que permitió obtener cortes submilimétricos de las estructuras cardiacas, facilitó las aplicaciones de esta exploración en el análisis de la anatomía coronaria.

Aunque previamente a este salto tecnológico ya se realizaban estudios sin contraste, mediante tomografía por emisión de electrones, para evaluar el grado de calcificación parietal coronaria, no fue hasta principios de los años 2000 que la tecnología tuvo las suficientes resolución espacial y cobertura anatómica (número de detectores) para poder realizar una coronariografía no invasiva con contraste.

Los equipos de TC actuales pueden realizar cualquier tipo de estudio de la anatomía cardiaca y torácica: del pericardio, la aorta, o las venas y arterias pulmonares. No obstante, las siguientes recomendaciones se centrarán en la estandarización de la coronariografía no invasiva mediante cardio-TC, siguiendo las directrices de la Society of Cardiovascular Computed Tomography.

1 Equipamiento

El equipamiento mínimo básico para la práctica de una coronariografía no invasiva lo constituye un equipo de TC multidetector (TCMD) de 16 elementos.

Aunque en la literatura médica se han publicado estudios de coronariografía no invasiva con equipos de cuatro elementos, la escasa cobertura en el eje axial (Z) con la resolución de corte apropiada limita en la práctica real su utilización para la angiografía coronaria, aunque pueden emplearse para el estudio del calcio coronario. Por otra parte, incluso con equipos de 16 detectores se requiere adquirir un elevado número de latidos cardiacos para reconstruir imágenes, lo que implica una apnea más prolongada e inestable, y la posibilidad de artefactos por el movimiento respiratorio y cardiaco.

El rápido desarrollo tecnológico permitió que en escasos años se dispusiera de equipos de 32, 64, 256 y 320 detectores, e incluso con emisión dual, ampliando drásticamente la cobertura en el eje axial, por lo que en la actualidad es posible realizar un estudio de coronariografía no invasiva en uno o dos latidos, con una brevísima apnea, todo ello repercutiendo en una mejor calidad de las imágenes obtenidas. Sin embargo, la implementación en las unidades de imagen cardiaca de estos equipos de última generación todavía es escasa, por lo que puede considerarse el equipo de 64 detectores con emisión única como la tecnología estándar para realizar una coronariografía no invasiva. Estos equipos deben tener tiempos de rotación inferiores a 420 ms, idealmente menos de 350 ms, para ofrecer una resolución temporal apropiada, y el detector ha de mostrar un grosor no superior a 0,75 mm. Además, debe disponerse de un equipamiento de *software* apropiado para exploraciones cardiológicas sincronizadas con el electrocardiograma (ECG). En su forma más básica permitirá realizar una adquisición helicoidal (continua durante varios ciclos cardiacos) con reconstrucción retrospectiva, y en estos casos es aconsejable tener la posibilidad de realizar la adquisición con modulación de dosis para reducir la radiación total de la exploración.

Nos referiremos en este capítulo al sistema Philips Brilliance iCT, que es el que se utiliza en nuestra unidad. Este equipo permite obtener 256 cortes por rotación, a una velocidad de rotación de 270 ms y una cobertura de 80 mm por rotación.

1.1 Radiación en los estudios de cardio-TC

La radiación administrada por los equipos de TCMD ha sido un tema de amplio debate, que depende de muchos factores: modalidad de emisión (simple, doble), rotación del *gantry,* filtros, voltaje e intensidad de corriente del tubo de rayos X, amplitud y duración de la adquisición, grosor de corte, *pitch,* tipo de adquisición, etc.

El tipo de adquisición es un factor relevante en la dosis de radiación. En la adquisición helicoidal con modulación de corriente de tubo, el equipo reduce la corriente del tubo (y la radiación) durante la mayor parte de la sístole, momento en que las arterias coronarias están sometidas a movimiento cardiaco y no son evaluables para la coronariografía no invasiva. Seguidamente, en la diástole, con las arterias coronarias menos afectadas por el movimiento, de forma automática el equipo aumenta la corriente del tubo para proporcionar la información anatómica deseada. De esta forma se consigue reducir la dosis de radiación hasta casi el 50 %, e incluso puede evaluarse la función cardiaca, ya que las imágenes de baja dosis (en sístole), aunque no evaluables para anatomía coronaria, tienen suficiente resolución para detectar los bordes endocárdicos y valorar el volumen ventricular. La limitación de esta tecnología es que sólo es aplicable si el ritmo cardiaco es regular y la frecuencia cardiaca (FC) es < 65 l.p.m.

El desarrollo tecnológico en los equipos de TCMD ha sido muy marcado y en un corto periodo. La reducción de los tiempos de adquisición en los equipos con mayor número de detectores y la introducción de la adquisición prospectiva *(step & shoot)* han llevado a una reducción aún mayor de la dosis de radiación, que en muchos casos es inferior al 80 % a 90 % de las dosis previas. En este tipo de adquisición, considerada de primera elección (si se dispone de ella), la radiación se limita a un periodo muy corto del ciclo cardiaco, en la diástole (fases 70-80 % del ciclo R-R), aunque impone también un requerimiento básico consistente en que el paciente debe tener un ritmo cardiaco regular con una FC < 65 l.p.m., y por otra parte ya no permite evaluar la función ventricular.

Es bien conocida la importancia del voltaje del tubo en la dosis de radiación, que es proporcional al cuadrado del cambio de voltaje. En estudios recientes se ha demostrado que la reducción del kilovoltaje en los estudios cardiacos de 120 Kv (el estándar) a 100 Kv, en sujetos con un peso < 85 kg y un índice de masa corporal (IMC) < 30 kg/m^2 (no obesos), consigue una reducción de aproximadamente un 30 % adicional en la dosis. Por todo ello, aunque puede ser necesario utilizar voltajes de 140 Kv para individuos significativamente obesos, con la finalidad de mejorar la penetración tisular, debe emplearse como una medida excepcional y sólo en este grupo de sujetos tras valorar la relación riesgo/beneficio de la exploración.

De igual modo, el incremento de la intensidad de corriente (mayor número de fotones por tiempo de exposición) comporta un menor ruido en las imágenes, pero también una mayor dosis de radiación, de manera proporcional al cambio de intensidad, por lo que debe utilizarse como medida excepcional para el diagnóstico en pacientes seleccionados, con un mayor IMC.

Por último, cabe señalar que la aparición de sistemas de reconstrucción iterativa de cuarta generación ha supuesto un nuevo e importante paso en la reducción de la dosis de radiación.

2 Preparación del paciente

2.1 *Valoración en el momento de la indicación de la exploración*

La solicitud de un estudio de coronariografía no invasiva por cardio-TC debe realizarla personal médico con la adecuada formación y conocimiento de los beneficios y posibles riesgos asociados a esta exploración. Sus contraindicaciones incluyen antecedentes de reacción anafiláctica al contraste, incapacidad para colaborar en los preparativos de la prueba (incapacidad de mantener el decúbito supino en la mesa de exploración o de elevar los brazos), incapacidad para realizar una apnea correcta, embarazo, inestabilidad clínica (insuficiencia cardiaca descompensada, hipotensión o arritmias incontroladas) e insuficiencia renal crónica con filtrado glomerular < 30 ml/min en el paciente no dializado.

En el momento de solicitar la exploración, el paciente debe ser informado adecuadamente de los detalles de ésta y de sus ventajas e inconvenientes, y debe obtenerse el consentimiento informado escrito del paciente. Hay que interrogar siempre sobre posibles antecedentes de alergia a contrastes yodados. Asimismo, se proporcionarán instrucciones precisas previas a la exploración, que incluyen no ingerir alimentos sólidos desde 4 horas antes del estudio, aunque sí mantener un adecuado estado de hidratación, medida reconocida de protección renal frente a los contrastes.

2.2 *Preparación del paciente en el momento de realizar la exploración*

La preparación del paciente va dirigida a obtener un ritmo cardiaco regular, estable, a ser posible con una FC < 65 l.p.m. (idealmente < 60 l.p.m.), así como una apnea correcta. Deben anotarse las variables antropométricas del paciente (peso, talla, índice de masa corporal) con la finalidad de ajustar los parámetros de corriente del tubo de rayos X y de volumen de contraste. Los pacientes con un IMC < 30 pueden someterse a estudio con menor kilovoltaje (100 Kv), lo que reduce significativamente la dosis de radiación efectiva sin deteriorar la calidad de la imagen, mientras que aquellos con un IMC > 40 no se consideran, en principio, candidatos apropiados para un estudio de coronariografía no invasiva por TCMD, dada la menor calidad de imagen que cabe esperar.

2.2.1 Premedicación

La mayor parte de los equipos de TCMD ofrecen una mejor calidad de imagen cuando el ritmo cardiaco es estable, regular y lento (< 65 l.p.m.), además de posibilitar en esta situación una estrategia de adquisición prospectiva, en los equipos que disponen de ella, con la consiguiente reducción de la dosis de radiación del estudio. En este sentido, la administración de betabloqueantes sigue siendo crucial, y el metoprolol es el fármaco más utilizado. La vía de administración puede ser oral (100 mg 1 hora antes del estudio), si bien muchos grupos prefieren la administración intravenosa inmediatamente antes de realizar el estudio, a dosis de 5 mg, que se repite a intervalos de 5 minutos si no se consigue la FC apropiada, con una dosis máxima recomendada de 15 mg. Está contraindicado administrar metoprolol en caso de alergia al fármaco, proceso de broncoespasmo activo o insuficiencia cardiaca descompensada; en estos casos se valora como alternativa el uso otros agentes, como diltiazem o ivabradina oral.

En ausencia de contraindicaciones, la administración de nitratos previa al estudio de coronariografía no invasiva da lugar a una vasodilatación que se traduce en una mejor calidad de las imágenes, en especial si el paciente recibe de forma concomitante fármacos betabloqueantes que reduzcan la posible taquicardización refleja secundaria a los nitratos. La dosis recomendada es de 400-800 µg (uno a dos comprimidos) por vía sublingual, 5 a 10 minutos antes de adquirir las imágenes, y es necesario monitorizar la presión arterial previamente y tras su administración.

2.2.2 Administración de contraste

La coronariografía no invasiva es un estudio angiográfico y, como tal, requiere que se administre contraste para realzar el árbol vascular arterial coronario. Un estudio de calidad óptima necesita una opacificación intraarterial > 250 unidades Hounsfield (UH) (en la práctica > 350 UH, en segmentos coronarios proximales).

En caso de alergia al contraste yodado puede realizarse un estudio de coronariografía no invasiva con aceptable calidad de imagen utilizando contraste paramagnético (gadolinio) 1 Molar, a dosis de 0,4 mmol/kg, sin sobrepasar los 50 a 60 ml, con la finalidad de evitar la nefrotoxicidad. En los pacientes no alérgicos, no obstante, el contraste yodado es de elección, con una concentración entre 300 y 350 mg/ml. En los estudios de coronariografía no invasiva se aconseja administrarlo mediante una bomba inyectora que permita un flujo no inferior a 5 ml/s (habitualmente 5-6 ml/s), y con sistemas de doble cabezal que permitan el lavado con solución salina fisiológica (40-50 ml) tras la administración del contraste. Éste se administrará en inyección intravenosa en una vena periférica, idealmente la vena antecubital basílica derecha, pues se requiere un calibre venoso suficiente para soportar un alto flujo de administración, que siempre deberá realizarse con una cánula de calibre 18-20 G. El volumen total de contraste a administrar oscila entre 60 y 120 ml (con frecuencia 1 ml/kg en los adultos), dependiendo de la velocidad de infusión y de la duración de la inyección. La duración de la infusión debería ser como mínimo igual o ligeramente superior a la duración estimada de la adquisición, aunque en adquisiciones de corta duración la infusión debería ser de al menos 10 segundos.

La sincronización de la adquisición de imágenes con la llegada del contraste a las estructuras anatómicas a estudiar es crucial para obtener un estudio de buena calidad, bien opacificado durante toda la adquisición. Esto puede hacerse utilizando *bolus-test* o *bolus tracking*. En el *bolus test* se administra una pequeña cantidad de contraste (10-20 ml) seguida de 50 ml de solución salina fisiológica, y se adquieren imágenes de la aorta ascendente cada 1 a 2 segundos para evaluar el tiempo transcurrido hasta una correcta opacificación. En el *bolus tracking* se coloca una región de interés en la aorta ascendente (en los equipos de 64 detectores) o descendente (en los equipos de 256-320 detectores) y se adquieren imágenes cada 2 segundos tras el inicio de la administración del bolus, en las cuales el equipo calcula de forma automática el valor de atenuación (UH) en la región de interés. Cuando se alcanza un valor predefinido (habitualmente entre 140 y 180 UH), el sistema solicita al paciente que realice una apnea y a continuación se adquieren todas las imágenes.

3 Protocolos de cardio-TC

Todos los estudios de cardio-TC comenzarán con un topograma (similar a una radiografía de tórax) (véase la figura 9.1), que servirá para delimitar los límites de adquisición de las diferentes modalidades de estudio.

3.1 *Estudio del calcio coronario*

Es la más sencilla de las exploraciones de cardio-TC, ya que no precisa contraste y la dosis de radiación es baja. Es muy sensible para detectar cantidades incluso mínimas de calcio en la pared arterial coronaria, y su valor clínico ha sido

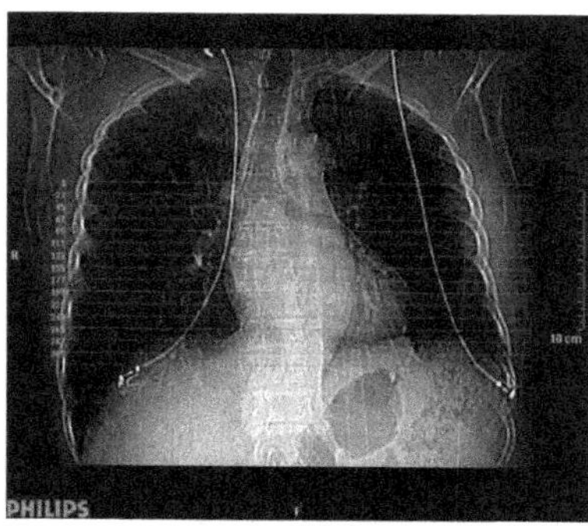

Figura 9.1

especialmente demostrado en el cribado de pacientes con riesgo cardiovascular pretest intermedio.

- *Tipo de adquisición:* prospectiva en apnea, cráneo-caudal, desde la carina traqueal hasta el tercio superior del abdomen.
- *Parámetros del tubo de Rx:* 120 Kv, 210 mAs (mAs efectivo).
- *Periodo de adquisición:* 75 % del intervalo RR.
- *Contraste:* no.
- *Grosor de los cortes:* 3 mm.
- *Intervalo de reconstrucción:* 3 mm.
- *Matriz de reconstrucción*: 512 × 512 con filtro duro.
- *Análisis: software* especializado de la estación de cardio-TC con medición en todos los cortes del área y densidad de todas las zonas identificadas como calcio coronario (> 130 UH), y conversión a unidades Agatston (véase la figura 9.2).
- *Informe:* debe incluir el valor total de la puntuación de Agatston y el percentil poblacional que ocupa el paciente, considerando su edad y sexo. Adicionalmente puede expresarse la puntuación dividida por arterias coronarias e informar del volumen y la masa de calcio.

3.2 Estudio de coronariografía no invasiva

- *Adquisición:* en apnea, cráneo-caudal, desde la carina traqueal hasta el tercio superior del abdomen. La modalidad de adquisición dependerá del ritmo y de la FC:

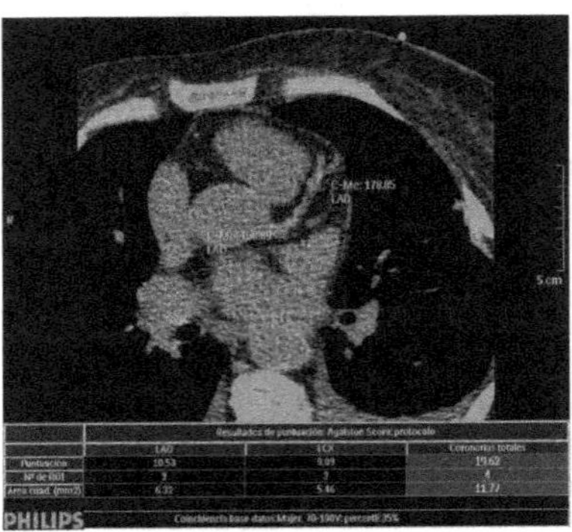

Figura 9.2

– Ritmo sinusal estable con FC < 65 l.p.m.: prospectiva en apnea, cráneo-caudal desde la carina traqueal hasta el tercio superior del abdomen. Si no se dispone de adquisición prospectiva en el equipo, alternativamente puede hacerse una adquisición helicoidal con modulación de corriente de tubo.

– Ritmo irregular o FC > 65 l.p.m. (o FC < 65 l.p.m. pero inestable): helicoidal sin modulación de corriente de tubo.

• *Parámetros del tubo de Rx:* 100 Kv (120 Kv en pacientes > 85 kg, IMC > 30), 220-400 mAs.

• Proceso de adquisición y reconstrucción:

– Adquisición prospectiva: 75 % del RR.

– Adquisición helicoidal: todo el ciclo cardiaco, con reconstrucción retrospectiva cada 5 % del RR (multifase). La fases óptimas para el análisis coronario suelen encontrarse entre el 70 % y el 80 % del RR si la FC es < 65 l.p.m., y entre el 40 % y el 50 % del RR si la FC es > 70 l.p.m. En caso de ritmo irregular (fibrilación auricular) debe considerarse también de interés la fase del 90 % del RR.

– Finalmente debe decidirse una de las dos modalidades de reconstrucción: *half-scan* (o de mitad de vuelta) o reconstrucción segmentada. En la modalidad *half-scan,* de primera elección si la FC es < 65 l.p.m., la imagen se construye a partir de la información obtenida durante la mitad de giro del *gantry*, en un solo ciclo cardiaco. En la reconstrucción segmentada o multiciclo, la información necesaria (la mitad de giro del *gantry* en los equipos de emisión única) se segmenta y se obtiene a partir de dos o tres ciclos. Esta imagen tendrá mejor resolución temporal, especialmente en caso de FC elevada, pero requiere una perfecta regularidad del ritmo cardiaco y que la posición del corazón no varíe en los diferentes latidos.

- *Contraste:* yodado, por vía intravenosa, 60 a 120 ml a una velocidad de 5 a 6 ml/s. En caso de alergia al yodo puede realizarse una pauta de desensibilización o alternativamente usar gadolinio 1 M, siempre menos de 60 ml.

- *Grosor de los cortes:* siempre < 1 mm (idealmente < 0,75 mm). Los cortes más gruesos proporcionan menos ruido a la imagen, pero peor resolución en comparación con los finos.

- *Intervalo de reconstrucción:* 0,25 a 0,3 mm (50 % del grosor de corte).

- *Matriz de reconstrucción:* debe intentarse hacer coincidir la resolución espacial del estudio de TCMD con la resolución en píxeles de la imagen reconstruida. Para un campo de visión de 20 a 25 cm se recomienda una matriz de 512 × 512. Utilizar mayores campos de visión reducirá la resolución.

- *Filtros de reconstrucción (kernels):* estos filtros se refieren a los algoritmos matemáticos que computan los valores de TC (los datos crudos) en valores de píxel. Cada fabricante de equipos de TCMD dispone de filtros propios, pero con similitudes. Se recomienda utilizar filtros «intermedios» en la mayor parte de los estudios, filtros «blandos» para imágenes ruidosas, sobre todo en sujetos obesos, y filtros «duros», con alta resolución, para reducir el efecto de metales *(stents)* o del volumen parcial del calcio.

- *Análisis:* es fundamental revisar de inmediato las imágenes tras la adquisición, así como el ECG adquirido conjuntamente, en la consola principal del equipo de TCMD, antes de que el paciente abandone la mesa de exploración. Ello ofrece la posibilidad de evaluar la calidad del estudio y de repetirlo si fuese necesario. Además, si el equipo de TCMD dispone del *software* apropiado, puede mejorarse la calidad de las imágenes y subsanar errores de sincronismo mediante herramientas de edición del ECG (ignorar extrasístoles, espículas de marcapasos, etc.). El análisis definitivo se lleva a cabo por medio del *software* especializado de la estación de cardio-TC. Deben examinarse en primer lugar las imágenes axiales, con diferentes ajustes de ventana (ventana pulmonar, de mediastino, etc.) para evaluar de manera adecuada todas las estructuras anatómicas del volumen torácico adquirido. El análisis coronario ha de incluir reconstrucciones multiplanares oblicuas (véanse las figuras 10.4 y 10.5 del capítulo 10) y curvadas (véanse las figuras 10.6 a 10.8 del capítulo 10), particularmente útiles si hay una marcada calcificación parietal coronaria, en cuyo caso las proyecciones MIP *(maximum intensity projection)* pueden verse dificultadas a menos que se realicen con grosor fino. Estas proyecciones MIP resultan de mayor utilidad para evaluar el lumen coronario (la estenosis) en ausencia de calcificación, y ofrecen una emulación apropiada de la angiografía invasiva cuando se combinan con reconstrucciones tridimensionales (3D) (véase la figura 10.11 del capítulo 10). La imagen 3D *volume-rendering* es útil para visualizar la distribución de la anatomía coronaria (véase la figura 10.13 del capítulo 10), para el estudio de anomalías del origen y del trayecto de las arterias coronarias, y para localizar rápidamente zonas con posibles lesiones, pero no para evaluar su magnitud.

- *Informe:* debe incluir el motivo de solicitud de la exploración y los detalles técnicos básicos (tipo de adquisición, grosor de corte, volumen de contraste, etc.). Se señalará el tipo de dominancia coronaria y se comunicarán los hallazgos en los diferentes vasos y segmentos de acuerdo con el esquema de 17 segmentos coronarios de la American Heart Association. La valoración de las estenosis puede hacerse mediante *software* de cuantificación automática *(QCA)* (véase la figura 10.18 del capítulo 10), pero requiere su revisión y debe ser apropiadamente corregida de forma manual cuando la detección automática del lumen no sea adecuada. De igual forma, se ha validado y se acepta la valoración visual de la estenosis, que mantiene una buena concordancia con los métodos invasivos. Estas lesiones han de ser evaluadas al menos en dos secciones longitudinales ortogonales del vaso, pero se recomienda también la valoración del área luminal mínima en las secciones transversas, en particular en estenosis de gravedad limítrofe o indeterminada. Según las últimas recomendaciones, la magnitud de las lesiones debe clasificarse como normal (sin placa de ateroma, sin estenosis), lesiones mínimas (placa con <25 % de estenosis), lesiones leves (estenosis del 25-49 %), lesiones moderadas (estenosis del 50-69 %), lesiones importantes o graves (estenosis del 70-99 %) u oclusión (estenosis del 100 %). Es recomendable informar también sobre la composición global de las lesiones más relevantes: placa calcificada (véase la figura 9.3 A), no calcificada (véase la figura 9.3 B) o mixta; y de su distribución (concéntrica, excéntrica), localización (proximal, media, distal, difusa, ostial, bifurcacional, intrastent) y fenómenos de remodelado del vaso. No se dispone de suficiente evidencia científica para poder informar de la aparente vulnerabilidad de una placa, aunque puedan describirse características de ellas que en un futuro se asocien de forma más robusta a fenómenos de inestabilidad. Finalmente, el informe debe incluir un apartado donde se describan los hallazgos extracoronarios (cardiacos y extracardiacos) y una orientación clínica final basada en los hallazgos del estudio dentro del contexto de la situación clínica que ha motivado la exploración.

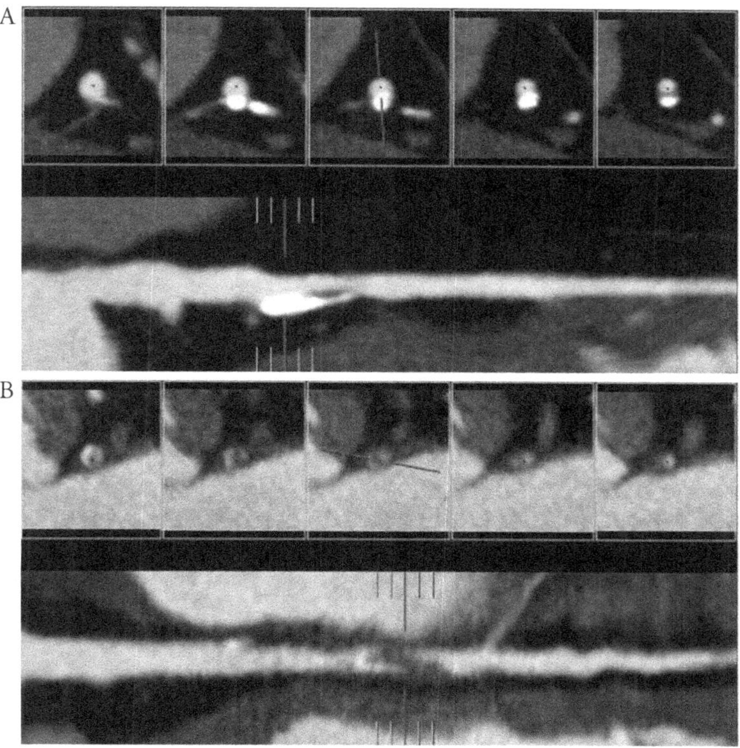

Figura 9.3

3.3 *Estudio de triple descarte*

Los estudios de triple descarte mediante TCMD son exploraciones realizadas con sincronización electrocardiográfica que permiten valorar las arterias pulmonares y el parénquima pulmonar (véase la figura 9.4 A) junto a las arterias coronarias y la aorta torácica (véase la figura 9.4 B). Su utilización está principalmente indicada en los servicios de urgencias para evaluar pacientes con dolor torácico en quienes cabe el diagnóstico diferencial entre síndrome coronario agudo, síndrome aórtico agudo y tromboembolia pulmonar.

La preparación del paciente es similar a la de una coronariografía no invasiva convencional. Si no es capaz de realizar una apnea correcta, puede realizarse el estudio en sentido caudo-craneal con el fin de minimizar los artefactos de movimiento debidos a la respiración.

En los estudios de triple descarte, la adquisición debe realizarse desde el borde inferior de las clavículas, aproximadamente 20 mm por encima del borde superior del cayado aórtico, hasta el tercio superior del abdomen. El contraste se inyectará de manera bifásica siempre que sea posible. En la primera fase se inyectan unos 70 a 80 ml de contraste a una velocidad de 5 ml/s, y en la segunda 50 a 60 ml de contraste diluido (25-30 ml de contraste + 25-30 ml de solución salina). Si no es posible, pueden inyectarse 100 a 120 ml de contraste yodado a una velocidad de 5 ml/s, pero sin inyectar solución salina a continuación para evitar que se laven de contraste las cavidades derechas del corazón. El campo de visión debe abarcar todo el tórax y no sólo el corazón. El resto del

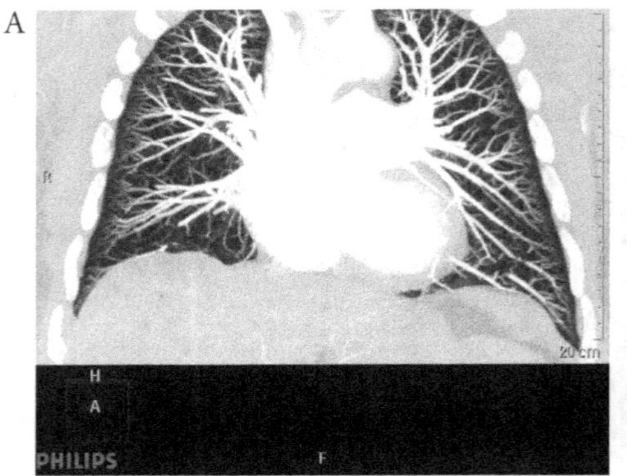
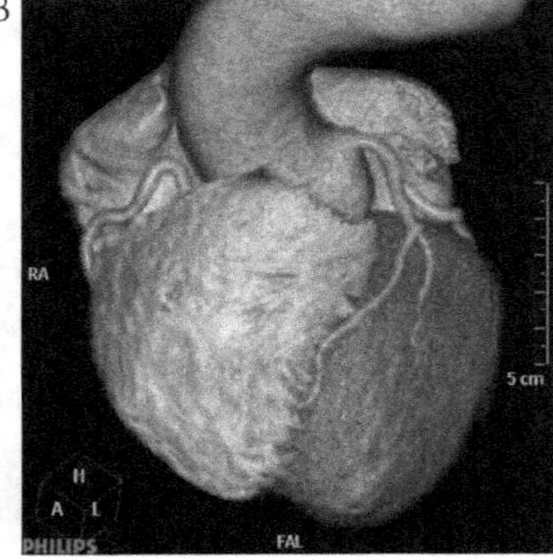

Figura 9.4

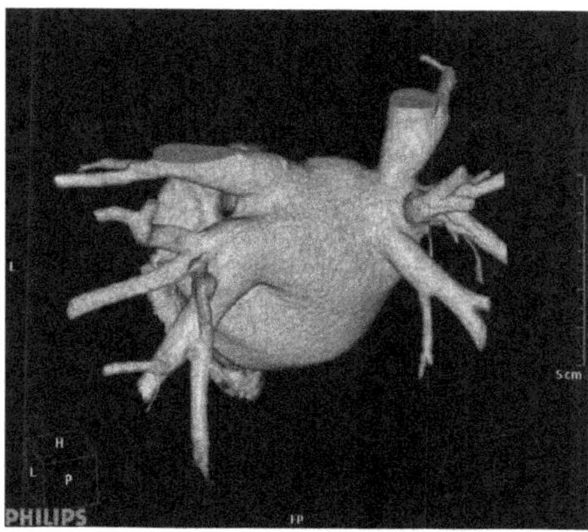

Figura 9.5

protocolo es similar al seguido en los estudios de coronariografía no invasiva convencionales.

3.4   Estudio de las venas pulmonares

Los estudios de TCMD de las venas pulmonares están indicados en aquellos pacientes con fibrilación auricular a quienes se les vaya a practicar una ablación de los *ostia* de las venas pulmonares.

La exploración se realizará con sincronización electrocardiográfica. Aunque se han descrito varios protocolos, con el fin de simplificar los estudios, el protocolo de inyección de contraste y de adquisición puede ser el mismo que el de la coronariografía no invasiva.

La identificación del número y de la disposición de las venas pulmonares y de sus *ostia* (véase la figura 9.5), así como la posibilidad de integrar las imágenes con los programas de mapeo electrofisiológico auricular, son de gran utilidad en la planificación de los procedimientos en este tipo de pacientes.

3.5   Estudio de las venas cardiacas

El conocimiento de la anatomía de las venas cardiacas es muy importante en aquellos pacientes en quienes esté indicado el tratamiento de resincronización con electrocatéteres izquierdos (véase la figura 9.6).

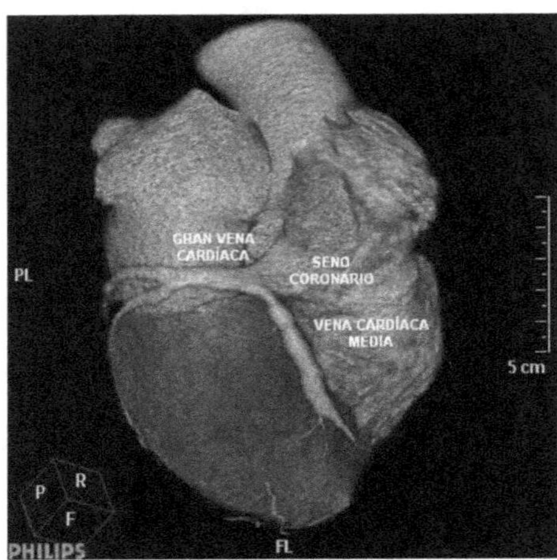

Figura 9.6

El protocolo de adquisición de las imágenes es superponible al de los estudios de TCMD de las arterias coronarias, y sólo ha de variar el protocolo de inyección de contraste. En estos casos se recomienda la inyección de al menos 100 ml de contraste a una velocidad de 4 ml/s, o una inyección bifásica de 30 ml a 3 ml/s seguida de 70 ml a 5 ml/s, y luego 40 ml de solución salina a 5 ml/s para arrastrar el contraste yodado.

Bibliografía recomendada

Abbara S, Arbab-Zadeh A, Callister TQ, Desai MY, Mamuya W, Thomson L, *et al.* SCCT guidelines for performance of coronary computed tomographic angiography: a report of the Society of Cardiovascular Computed Tomography Guidelines Committee. J Cardiovasc Comput Tomogr. 2009; 3: 190-204.

Kramer CM, Budoff MJ, Fayad ZA, Ferrari VA, Goldman C, Lesser JR, *et al.* ACCF/AHA 2007 clinical competence statement on vascular imaging with computed tomography and magnetic resonance. A report of the American College of Cardiology Foundation/American Heart Association/American College of Physicians Task Force on Clinical Competence and Training. J Am Coll Cardiol. 2007; 50: 1097-114.

Lin EC. Coronary computed tomography angiography: principles of contrast material administration. J Cardiovasc Comput Tomogr. 2007; 1: 162-5.

Taylor AJ, Cerqueira M, Hodgson JM, Mark D, Min J, O'Gara P, *et al.* ACCF/SCCT/ACR/AHA/ASE/ASNC/NASCI/SCAI/SCMR 2010 appropriate use criteria for cardiac computed tomography. J Am Coll Cardiol. 2010; 56: 1864-94.

Notas

Capítulo 10

Posprocesado y análisis de los estudios de tomografía computarizada cardiaca

Introducción

La correcta adquisición de las imágenes de la anatomía cardiaca es un aspecto de especial importancia para abordar los posteriores análisis e interpretación de los hallazgos de un estudio de tomografía computarizada cardiaca (cardio-TC).

El proceso de análisis comienza en la consola principal del equipo, realizando una visualización «rápida» de las imágenes axiales adquiridas. Esta previsualización tiene por objetivo detectar, antes de que el paciente abandone las instalaciones, posibles artefactos inabordables que obligarían a repetir la exploración. En este sentido interesa evaluar la correcta opacificación de las estructuras cardiacas, así como la presencia de artefactos de movimiento respiratorio (véase la figura 10.1,

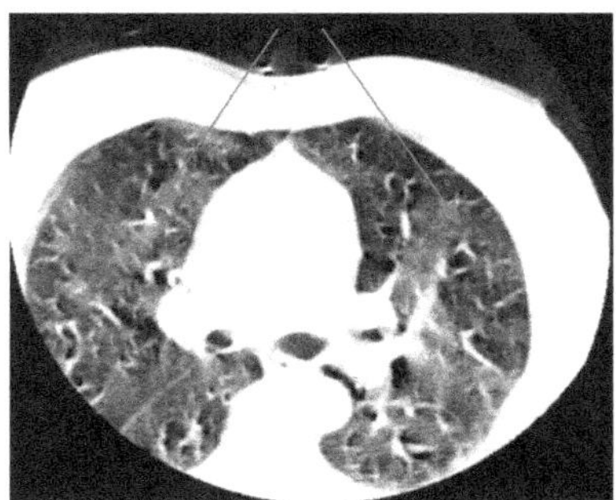

Figura 10.1

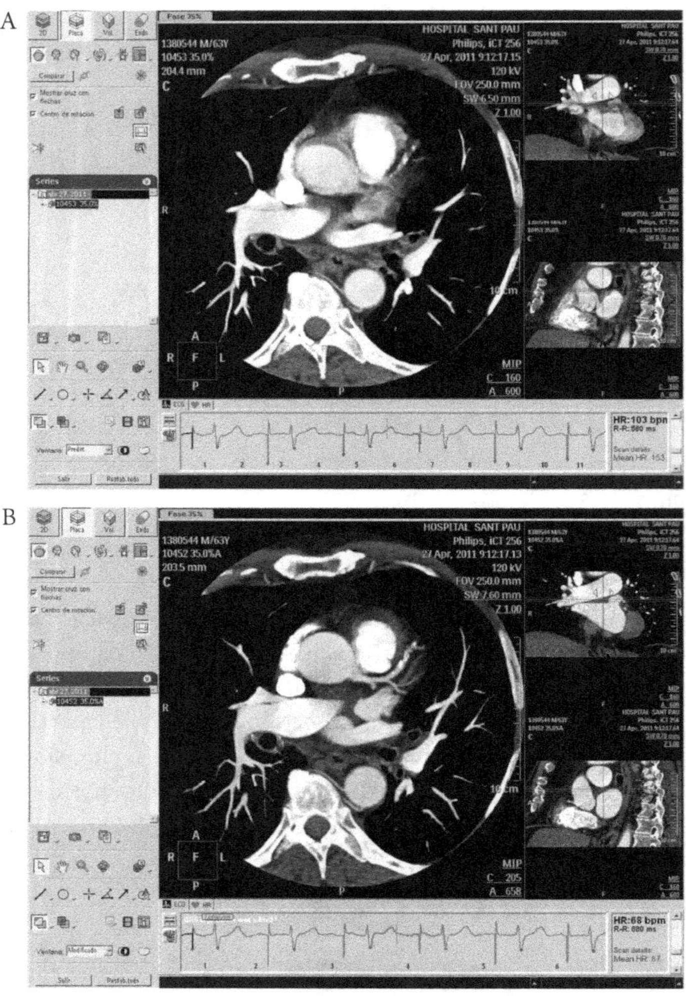

Figura 10.2

flechas), situaciones ambas que no son subsanables mediante herramientas de posprocesado. De igual forma, la detección rápida de artefactos de movimiento cardiaco debidos a un defecto de sincronismo (véase la figura 10.2 A) permitirá realizar en la consola reconstrucciones adicionales con la ayuda del *software* destinado a la supresión de arritmias (véase la figura 10.2 B).

Con el análisis rápido de estas imágenes axiales también se podrán desvelar hallazgos extracardiacos relevantes que aconsejen ampliar la extensión de la adquisición, como sería, por ejemplo, el hallazgo inesperado de una disección de aorta torácica, que aconsejaría obtener también secciones abdominales e ilíacas.

Es fundamental hacer un análisis sistemático y ordenado de la anatomía cardiaca y torácica con el fin de no pasar por alto hallazgos importantes: parénquima pulmonar, vía aérea, grandes vasos pulmonares, grandes vasos sistémicos, etc. La anatomía coronaria debe ser el último punto a evaluar en esta previsualización, al ser éste el aspecto en que se centrará el resto del análisis.

1 Herramientas de análisis

El análisis del estudio de cardio-TC, tras la previsualización en la consola de adquisición, se llevará a cabo en las estaciones de posprocesado. Los diversos equipos comerciales de análisis disponibles, aunque con algunas diferencias, comparten todos la disponibilidad de unas herramientas de visualización comunes. El análisis del estudio de cardio-TC se vale de estos recursos, aunque sigue siendo esencial la valoración de las propias imágenes axiales que constituyen el estudio.

1.1 *Imágenes axiales*

En los equipos actuales de cardio-TC la adquisición se realiza sobre planos axiales, por lo cual las imágenes en esta orientación no sufren artefactos de reconstrucción que, en menor o mayor medida, sí pueden presentarse en las imágenes de las reconstrucciones multiplanares. La valoración de posibles interferencias debidas al movimiento del corazón en las imágenes axiales, en particular en los estudios cardiacos con adquisición helicoidal, es importante en cuanto a la elección de la fase del ciclo cardiaco en que vamos a analizar las imágenes.

Es habitual que las estaciones de posprocesado, para agilizar el análisis, realicen una «segmentación» de la anatomía (véase la figura 10.3), que consiste en extraer y mostrar en las imágenes determinadas estructuras anatómicas, ocultando otras de menor interés en los estudios cardiacos. Este proceso informático puede tener limitaciones y conllevar una pérdida de visualización de estructuras que podrían ser relevantes. Por ello, es importante poder recurrir a la visualización de las imágenes axiales, que contienen toda la información adquirida y no sólo la que se presenta en la estación tras el posprocesado.

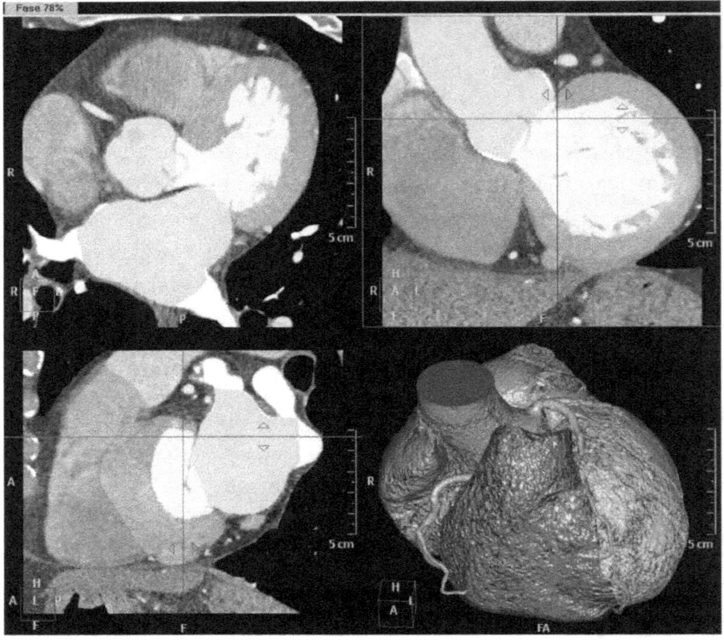

Figura 10.3

1.2   Imágenes multiplanares

Estas imágenes se conocen también por las siglas MPR *(MultiPlanar Reformation)*. En la TC, la adquisición de imágenes se realiza sobre el plano axial, es decir, en el plano transversal al eje mayor del objeto estudiado. Por este motivo, la técnica igualmente se conoce como TAC (tomografía axial computarizada). De ello se deriva que toda imagen que no se presenta en el plano axial debe corresponder a una imagen reconstruida a partir de múltiples planos («multiplanar») axiales, incluyendo las imágenes representadas en los planos sagital y coronal. Se reconocen dos tipos de reconstrucciones MPR: oblicuas y curvadas.

1.2.1   MPR oblicuas

En esta modalidad (véase la figura 10.4), las imágenes se obtienen por reconstrucción informática mediante angulación de dos planos perpendiculares al

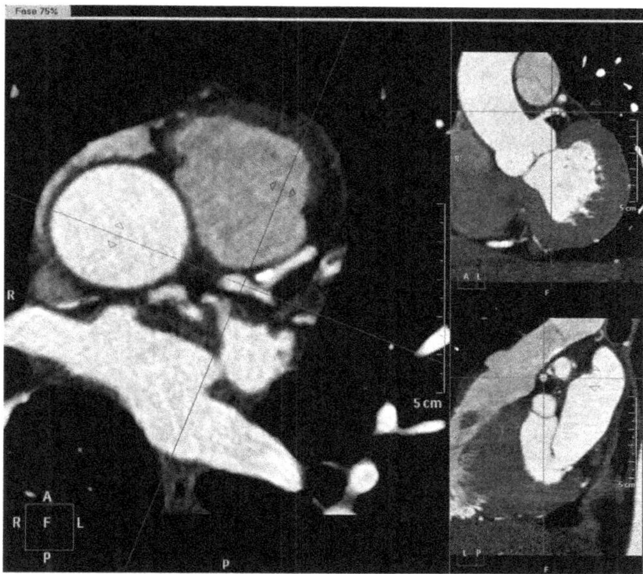

Figura 10.4

plano axial, manteniendo también una angulación de 90º entre sí, como serían las imágenes correspondientes a secciones coronales y sagitales, así como diferentes angulaciones intermedias entre éstas. Este tipo de reconstrucciones es útil en la obtención de secciones transversas de las arterias coronarias (véase la figura 10.5), con la finalidad de evaluar diferentes parámetros como el área luminal mínima, que determina la importancia de una lesión, o el remodelamiento vascular. Estas secciones transversas al eje del vaso se conocen como *IVUS like,* dada su similitud con las imágenes obtenidas mediante ecografía intracoronaria, aunque obviamente de menor resolución que las de este método invasivo.

1.2.2   *MPR curvadas*

Este tipo de reconstrucciones (véase la figura 10.6) ofrece una visión en longitud de cualquier estructura vascular (arterias coronarias, aorta, etc.). La imagen se logra a partir de la sumación espacial de los diferentes *voxels* del plano axial que contienen la estructura anatómica a estudiar. Estos *voxels* son concatenados mediante la llamada linea central *(centerline)* (véase la figura 10.7), que puede

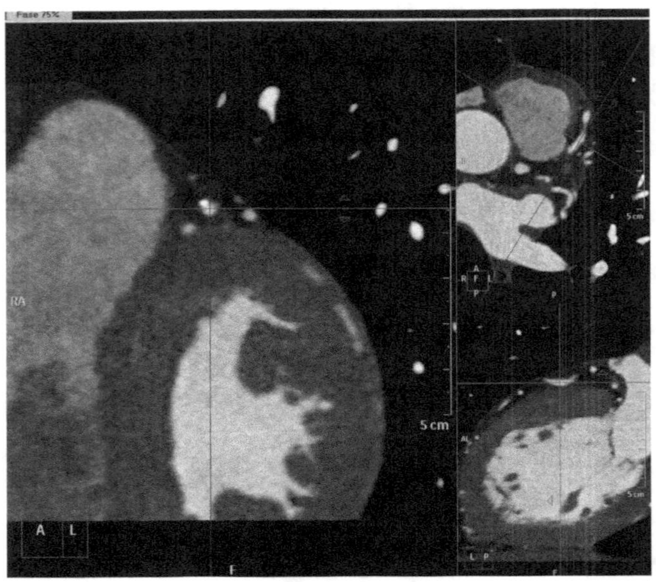

Figura 10.5

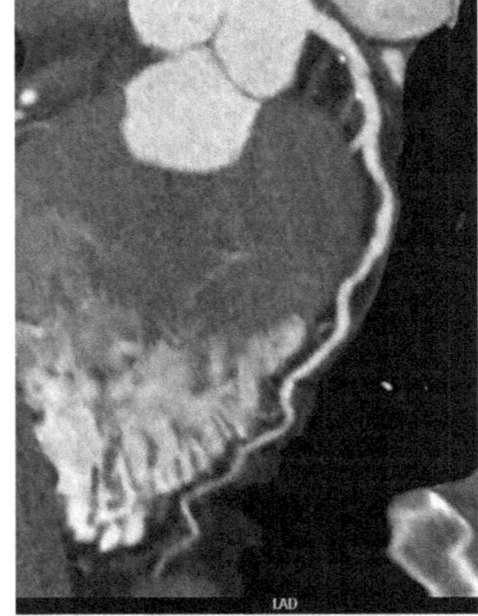

Figura 10.6

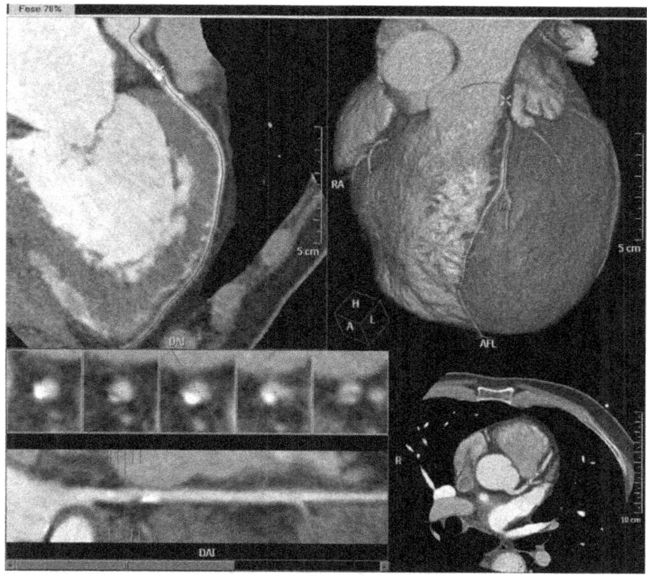

Figura 10.7

ser delimitada a mano o de forma semiautomática. La estructura vascular representada mediante MPR curvada puede ser adicionalmente posprocesada para obtener secciones transversas del vaso (por ejemplo *IVUS like)* o visualizar secciones longitudinales en diferentes angulaciones del vaso (véase la figura 10.8). Son reconstrucciones muy útiles para valorar el lumen coronario y cuantificar la magnitud de las lesiones estenóticas, en particular si hay calcificación parietal. Al igual que las reconstrucciones MPR oblicuas, las representaciones curvadas son herramientas muy útiles para el análisis de la morfología y la composición de las placas de ateroma coronarias.

Tanto las imágenes axiales como las reconstrucciones multiplanares son secciones bidimensionales. No obstante, con las herramientas de posprocesado es posible obtener reconstrucciones tridimensionales (3D) de las estructuras cardiacas, en las cuales con las computación se realiza una sumación espacial de los sucesivos cortes axiales adquiridos para obtener una imagen que representa un volumen. Dicho volumen, sin embargo, requerirá la aplicación adicional de otras herramientas de posprocesado para ofrecer información útil para el análisis.

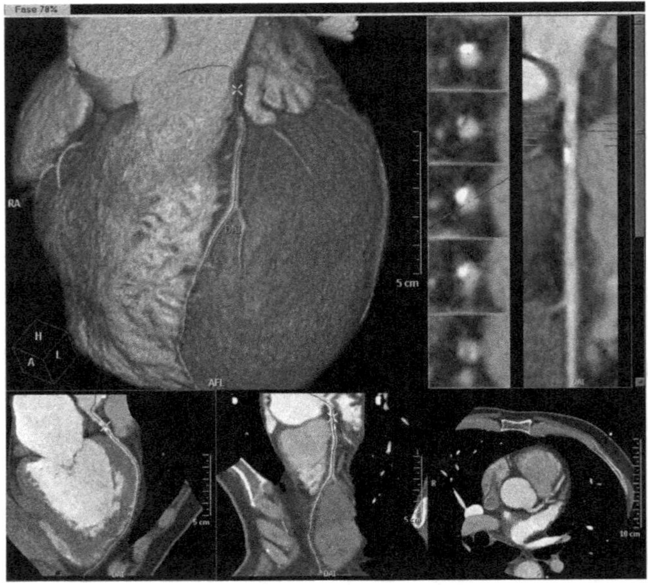

Figura 10.8

1.3   Otras herramientas de posprocesado

Otras herramientas de posprocesado que han demostrado su utilidad en el análisis de cardio-TC son las imágenes con proyección de máxima intensidad (MIP, *Maximum Intensity Projection)*, las proyecciones de mínima intensidad (MnP, *Minimun Intensity Projection)* y las imágenes de «renderización» de volumen *(Volume Render)*. Estas herramientas pueden aplicarse sobre un conjunto de cortes *(stack)* axiales o multiplanares, o sobre imágenes 3D.

1.3.1   MIP y MnP

En las imágenes MIP (véase la figura 10.9), la consola de reconstrucción realiza una sumación espacial de los cortes y destaca las estructuras de mayor densidad (de mayor poder de atenuación, por ejemplo vasos con contraste), que son «proyectadas» en primer plano sea cual sea su situación espacial real. De manera inversa, en las imágenes MnP (véase la figura 10.10) la reconstrucción ofrece mayor relevancia a las estructuras de menor poder de atenuación

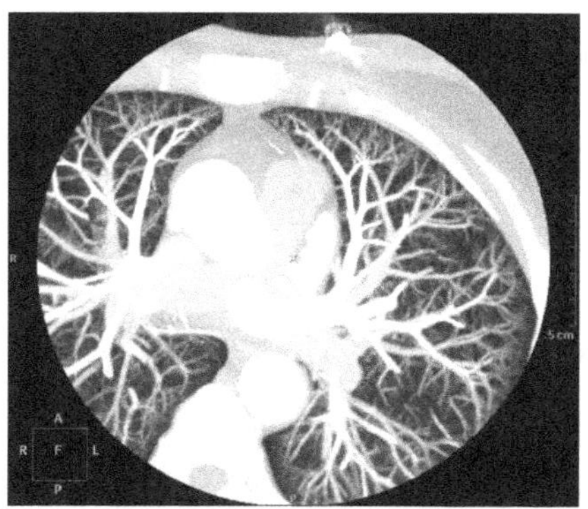

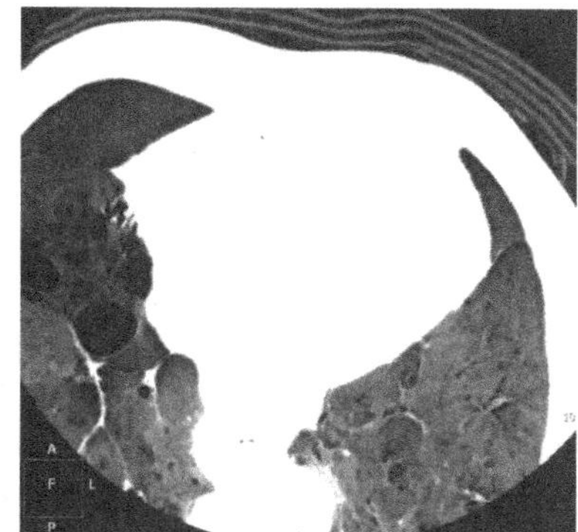

Figura 10.9   Figura 10.10

(por ejemplo el aire pulmonar), que quedan destacadas respecto al resto de los tejidos.

La utilidad de ambas herramientas es variada. Las imágenes MIP aplicadas a reconstrucciones MPR o 3D ofrecen una buena simulación de las imágenes de la coronariografía invasiva (véase la figura 10.11), al ser esta última también una imagen de proyección espacial. Las imágenes MIP también son útiles en la detección de nódulos pulmonares, que en ocasiones pueden pasar desapercibidos en cortes finos sin MIP. De igual forma, las imágenes MnP permiten visualizar defectos de perfusión miocárdicos (véase la figura 10.12, flechas) y detectar áreas de enfisema pulmonar.

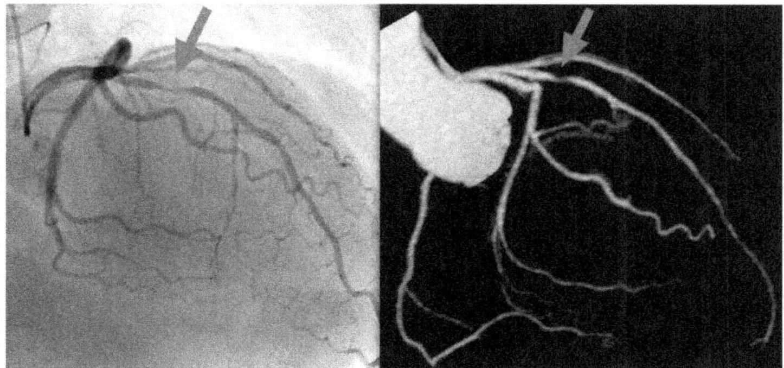

Figura 10.11

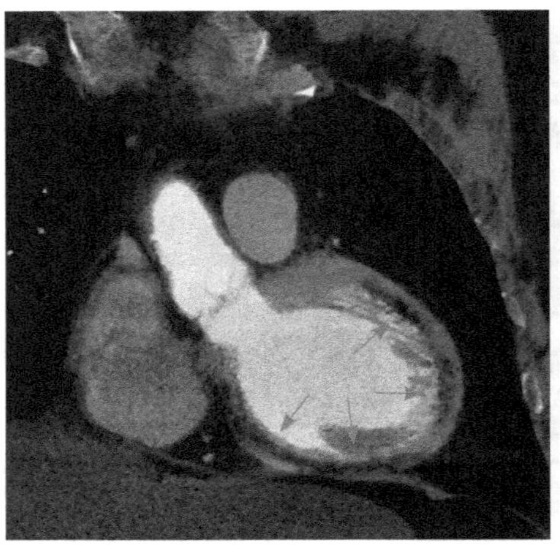
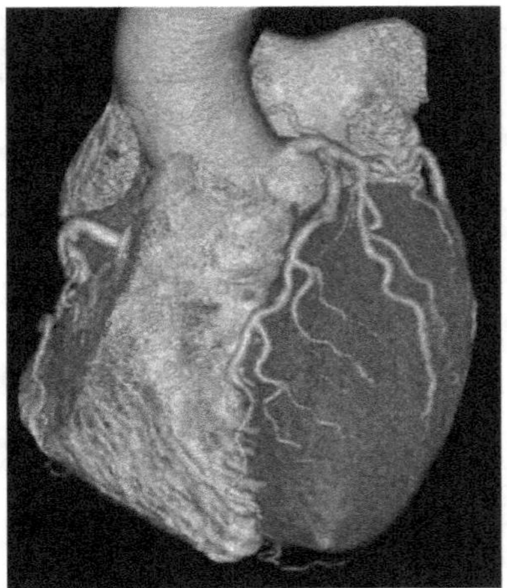

Figura 10.12   Figura 10.13

1.3.2   *«Renderización» de volumen*

La «renderización» es un proceso de cálculo complejo desarrollado por un ordenador y destinado a generar una imagen 2D a partir de una escena 3D. En esta forma de posprocesado, la intensidad de los píxeles de la imagen se corresponde con el valor de atenuación del *voxel* representado (más denso se representa más brillante), pero al cual se aplica un factor de corrección dependiendo de la posición relativa de este *voxel* dentro del volumen representado: ante dos estructuras con igual poder de atenuación, se representará con un píxel más brillante (más blanco) la situada en un plano más superficial. La conjunción de una reconstrucción 3D y de este tipo de posprocesado se conoce como imagen 3D *volume rendering* (véase la figura 10.13). Este tipo de reconstrucción proporciona una visualización rápida de la anatomía global y de la distribución del árbol arterial coronario, a la vez que permite detectar con rapidez lesiones coronarias o anomalías congénitas de estas arterias. A pesar de su atractivo, estas imágenes no son las más apropiadas para valorar la magnitud de las estenosis coronarias, en particular si las lesiones muestran componentes cálcicos (véase la figura 10.14, flecha en el panel izquierdo), que en este tipo de posprocesado pueden enmascarar la verdadera gravedad de la estenosis coronaria y ser causa de discrepancia con la angiografía invasiva (véase la figura 10.14, flecha en el panel derecho).

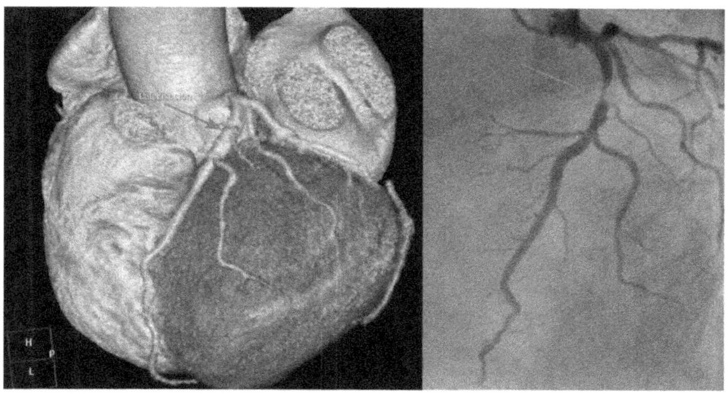

Figura 10.14

2 Valoración de la magnitud y de la composición de las lesiones coronarias

La cardio-TC aplicada a la valoración de la anatomía arterial coronaria ofrece una amplia información que no se limita exclusivamente a la luz de los vasos, sino también a su pared. Por ello, el estudio puede evaluar las estenosis que condicionan las lesiones y también aportar información sobre diferentes parámetros de la lesión con posible relevancia clínica: su distribución, su composición y su morfología.

2.1 Valoración de la magnitud de las lesiones

El primer aspecto a considerar cuando se detecta una lesión es asegurar que tal hallazgo es realmente una lesión y no un artefacto. Las causas más frecuentes de artefactos son los movimientos cardiaco y respiratorio, que pueden causar una pseudoestenosis (véase la figura 10.15, flecha en el panel derecho); las propias herramientas de análisis, por ejemplo pseudoestenosis por una mala colocación de la *centerline* (véase la figura 10.16); y el volumen parcial, cuando hay una importante calcificación parietal coronaria (véase la figura 10.17).

La valoración de la estenosis coronaria por cardio-TC, al igual que en la coronariografía invasiva, se realiza considerando la magnitud de la reducción del diámetro de la luz del vaso en la lesión (diámetro luminal mínimo) con respecto al de un segmento adyacente sin lesión, que se toma como referencia.

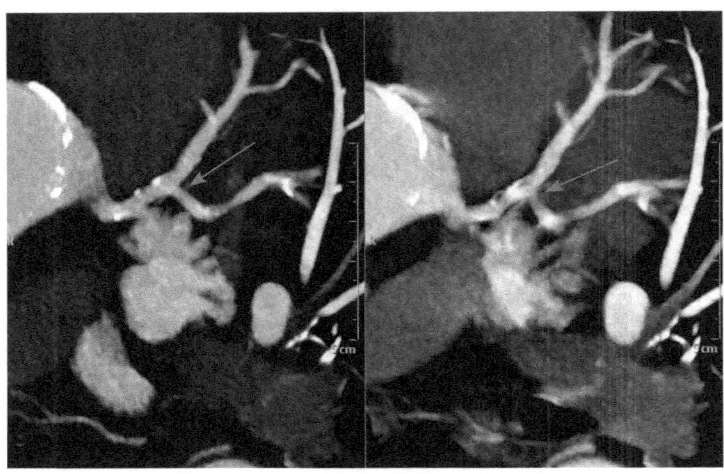

Figura 10.15

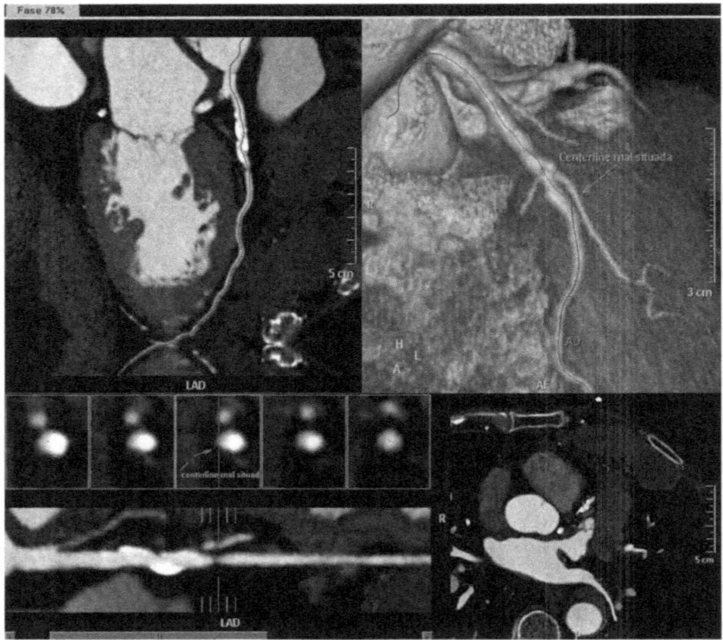

Figura 10.16

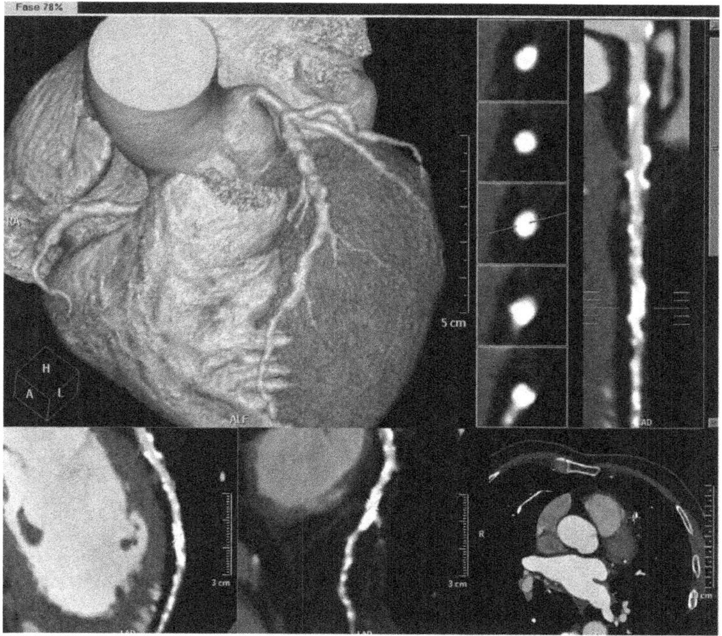

Figura 10.17

Al igual que en el estudio invasivo, esta evaluación puede hacerse visualmente, pero las actuales estaciones de análisis de cardio-TC disponen de *software* especializado para cuantificar las estenosis. Estos sistemas permiten, por un lado, una cuantificación totalmente automática, en la cual la herramienta detecta los bordes de la pared arterial (y por ende, la luz del vaso) (véase la figura 10.18 A y B), y por otro una cuantificación semiautomática, en la cual el usuario coloca manualmente unas marcas calibradoras en la luz a nivel de la lesión (véase la figura 10.19, flecha inferior) y del segmento de referencia (véase la figura 10.19, flecha superior), y a continuación el *software* realiza el cálculo de la estenosis. Es importante considerar que en cualquier sistema automático de cuantificación es requisito fundamental disponer de una calidad de imagen óptima para que la detección de los bordes de la pared y la cuantificación de la estenosis sean fiables.

Además, las reconstrucciones multiplanares transversas de las arterias coronarias *(IVUS like)* permiten cuantificar la magnitud de las lesiones determinando el área luminal mínima del vaso en el lugar de máxima estenosis (véase

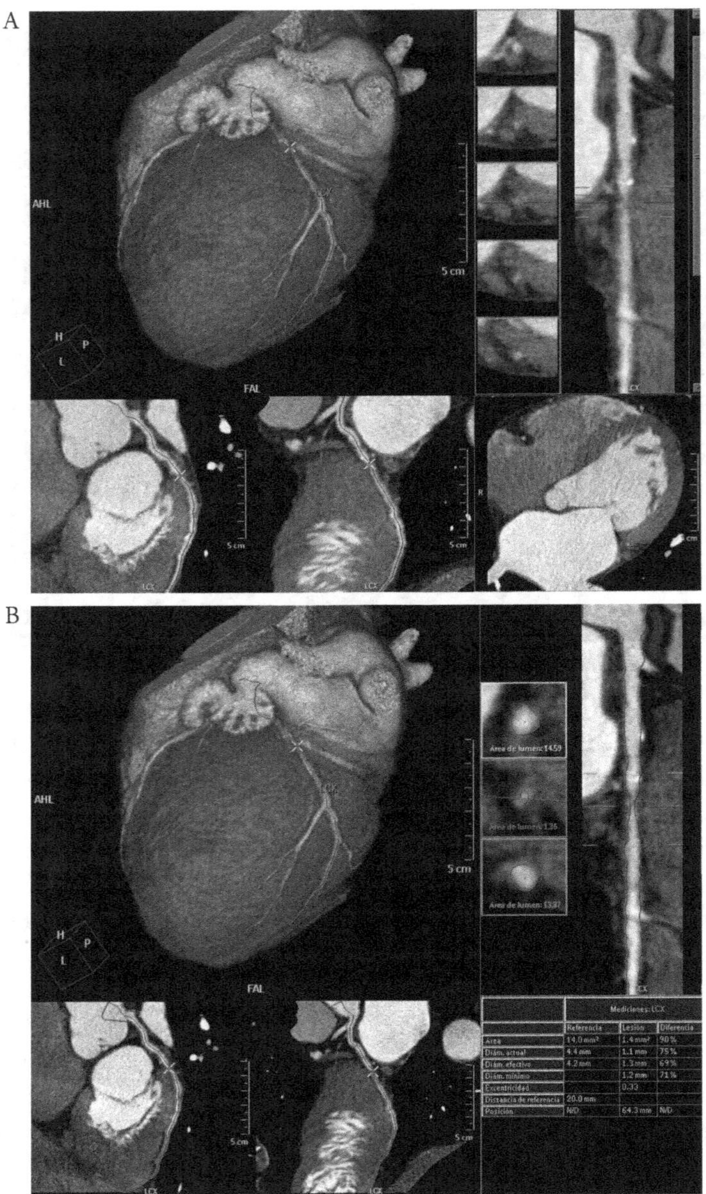

Mediciones: LCX			
	Referencia	Lesión	Diferencia
Área	14,0 mm²	1,4 mm²	90 %
Diám. actual	4,4 mm	1,1 mm	75 %
Diám. efectivo	4,2 mm	1,3 mm	69 %
Diám. mínimo		1,2 mm	71 %
Excentricidad		0,33	
Distancia de referencia	20,0 mm		
Posición	N/D	64,3 mm	N/D

Figura 10.18

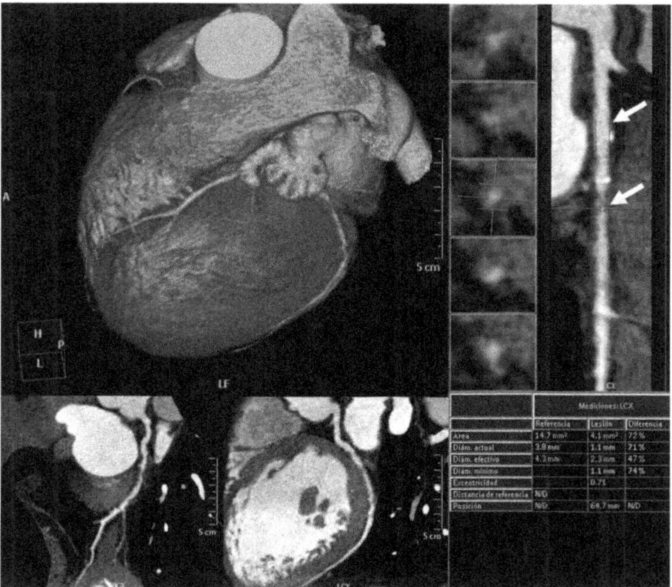

Figura 10.19

la figura 10.18 B), así como evaluar la carga de placa acompañante (véase la figura 10.20). Este tipo de medición también requiere una calidad óptima de imagen y un ajuste apropiado de los parámetros de ventana (nivel y anchura). Aunque esta cuantificación puede aplicarse a cualquier lesión, su mayor utilidad se presenta ante lesiones de gravedad intermedia y en la valoración de lesiones ostiales o de lesiones difusas del tronco común, donde no existe segmento de referencia para evaluar la estenosis (véase la figura 10.21 A y B).

Las recomendaciones actuales abogan por cuantificar las estenosis en una escala con unos márgenes relativamente amplios en el porcentaje de estenosis, con independencia del sistema empleado para su valoración (visual, automática o semiautomática).

2.2　*Valoración de la composición de las lesiones*

La cardio-TC proporciona información sobre la composición de la placa aterosclerótica de que se componen las lesiones coronarias, basándose en su valor

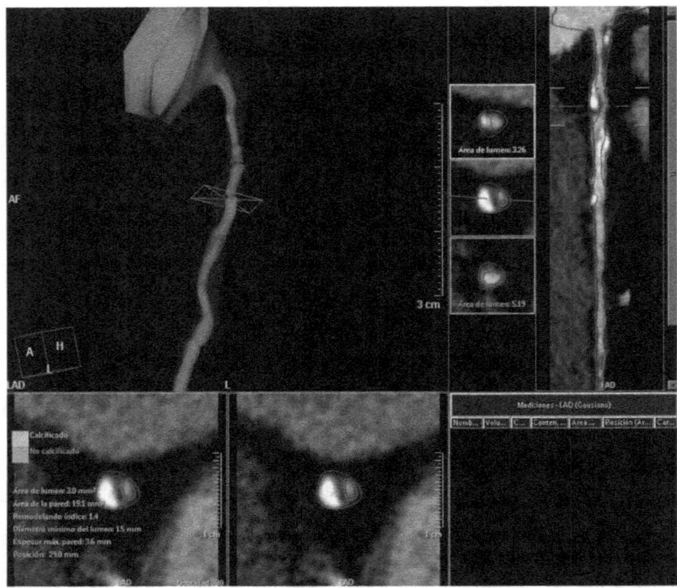

Figura 10.20

de unidades Hounsfield (UH). Este valor expresa la magnitud con que los tejidos son capaces de atenuar los rayos X emitidos por una fuente externa. Por convención, se ha establecido el valor 0 como el de atenuación del agua, y así, los tejidos más densos, como el tejido fibroso o el calcio, con un poder de atenuación progresivamente mayor, tienen UH mayores.

Aunque es posible establecer los componentes predominantes de las placas, no hay suficiente evidencia científica sobre la utilidad clínica que pueda aportar esta información. No obstante, interesa conocer ciertos caracteres que se han descrito en las llamadas placas vulnerables: el tipo de remodelado vascular, el valor de UH de la placa y la presencia de calcificación focal puntual *(spotty calcification)* en el seno de la placa de ateroma.

El remodelado parietal puede evaluarse cuantificando el área vascular en la zona de la lesión, en una sección MPR transversa del vaso, comparándola con el área vascular de una porción adyacente sin lesiones (véase la figura 10.22). En las lesiones vulnerables se ha observado un fenómeno de remodelado positivo, descrito por un cociente entre ambas áreas >1. Asimismo, se ha documentado

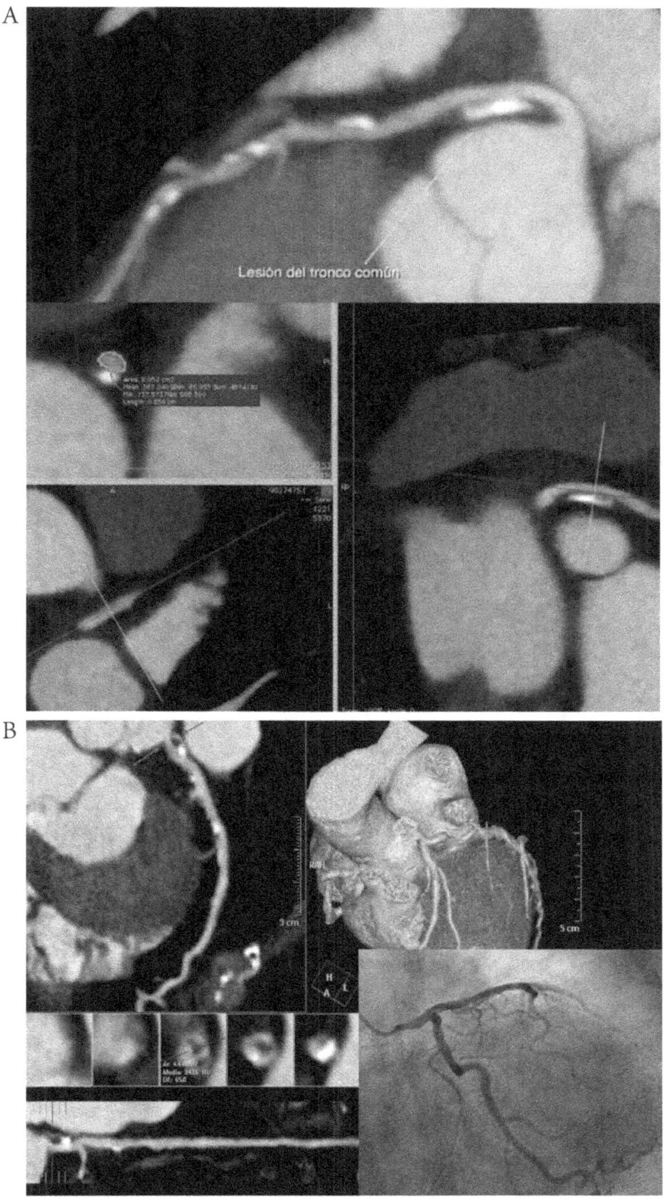

Figura 10.21

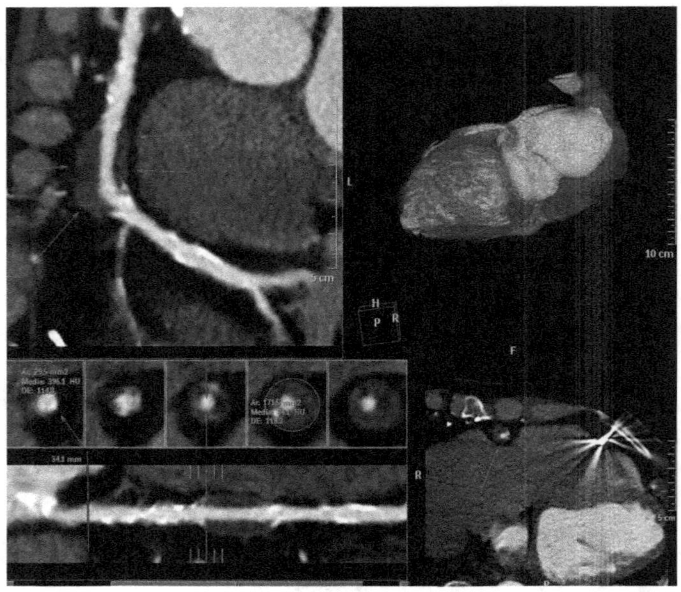

Figura 10.22

que las placas de ateroma potencialmente vulnerables son aquellas cuyos componentes muestran menos de 30 UH. La cuantificación de estos valores Hounsfield puede hacerse manualmente, pero requiere utilizar una región de interés de al menos 0,1 mm² (véase la figura 10.23, flechas) y se desanconsejan las determinaciones en un punto simple de la placa, evitando en todo caso incluir en la medición la luz del vaso y el tejido graso pericoronario. De especial interés es la detección de un área de muy baja densidad en el interior de la placa, que puede indicar la presencia de un núcleo *(core)* necrótico (véase la figura 10.24), descrito también en las placas vulnerables.

Actualmente, muchos de los equipos de análisis de cardio-TC disponen de herramientas que permiten realizar un estudio de «histología virtual», que consiste en una automatización del proceso antes descrito de cuantificación de UH. Estos sistemas realizan una detección automática de los bordes de la placa (del borde luminal y del borde externo pericoronario) (véase la figura 10.20) y asignan un rango de valores Hounsfield a cada tejido, que quedan representados en una serie de áreas de color superpuestas a la imagen de la placa de ateroma

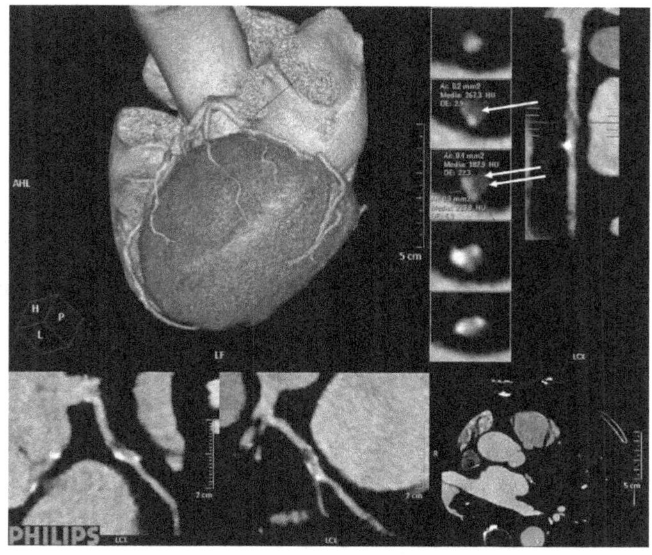

Figura 10.23

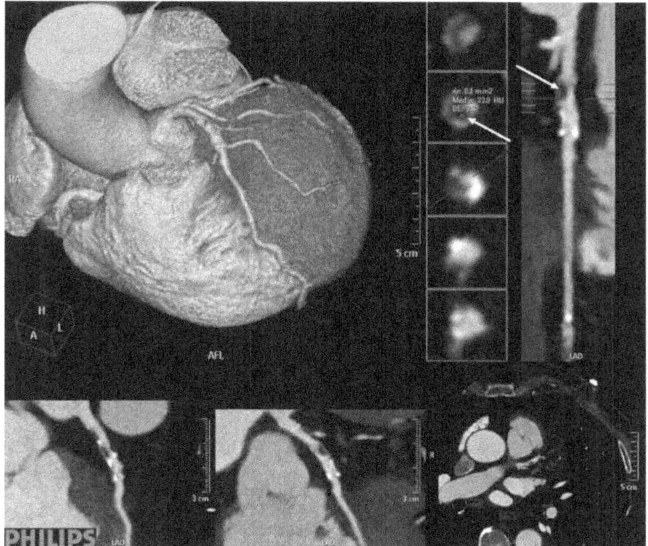

Figura 10.24

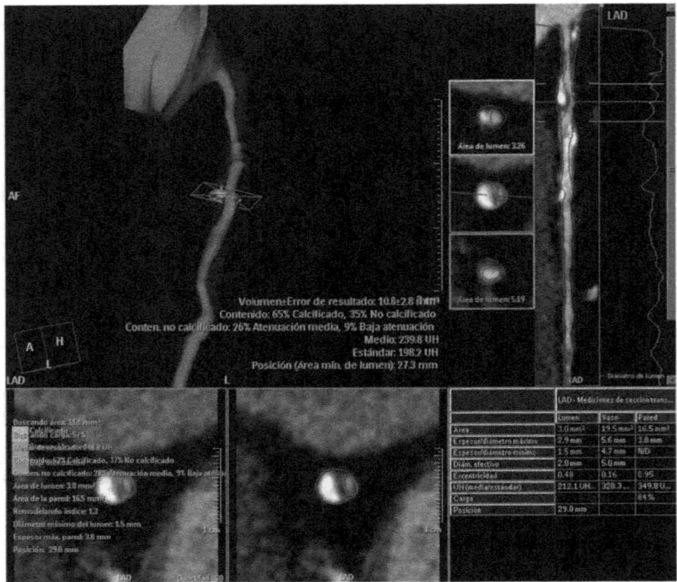

Figura 10.25

(véase la figura 10.25). Tales sistemas permiten no sólo evaluar la composición de la placa sino también cuantificar el volumen de placa de una zona de afectación aterosclerótica difusa.

Bibliografía recomendada

Arbab-Zadeh A, Hoe J. Quantification of coronary arterial stenoses by multidetector CT angiography in comparison with conventional angiography methods, caveats, and implications. JACC Cardiovasc Imaging. 2011; 4: 191-202.

Raff GL, Abidov A, Achenbach S, Berman DS, Boxt LM, Budoff MJ, *et al.* SCCT guidelines for the interpretation and reporting of coronary computed tomographic angiography. J Cardiovasc Comput Tomogr. 2009; 3: 122-36.

Rinehart S, Vázquez G, Qian Z, Murrieta L, Christian K, Voros S. Quantitative measurements of coronary arterial stenosis, plaque geometry, and composition are highly reproducible with a standardized coronary arterial computed tomographic approach in high-quality CT datasets. J Cardiovasc Comput Tomogr. 2011; 5: 35-43.

Notas